児童・思春期の強迫スペクトラム障害に関する臨床心理学的研究
― 衝動制御の観点から ―

野中舞子 著

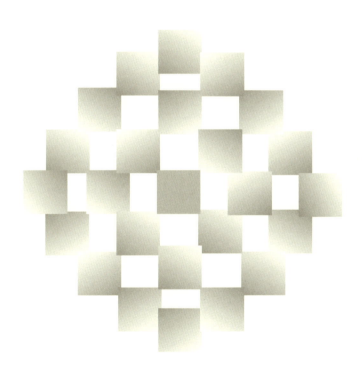

風間書房

は じ め に

　強迫スペクトラム障害とは，侵入的な思考や衝動とそれによって引き起こされる反復行動に特徴づけられる精神障害の疾患群のことを示す。強迫スペクトラム障害の中でも特に，強迫性障害との関連の深さが長く議論されてきた障害は，トゥレット症候群を中心としたチック障害である。本書では，"衝動"によって引き起こされる反復行動を特徴として有するチック障害に注目し，強迫性障害と合わせて議論を進めることで，ある種の"衝動"によって引き起こされる強迫症状へのアプローチを目指した。両疾患ともに，皮質─線条体─視床─皮質回路の機能異常が指摘されており，生物学的な要因の関与が大きいと現在では考えられている。本書はそうした疾患に対する，心理─社会的なアプローチに焦点を当てて，実態の調査から介入まで行い，今後の支援に向けた示唆を提示している。

　本書に掲載した研究のうち，以下は既に投稿・受理された内容に基づいている。

第7章……野中舞子（2015）「チックへの行動療法の現状と今後の展望」
　　　　　行動療法研究，41巻，1号，55-65頁
第8章……Maiko Nonaka, Natsumi Matsuda, Toshiaki Kono, Miyuki Fujio, Lawrence Scahill, Yukiko Kano（2015）「Preliminary study of behavioral therapy for Tourette Syndrome patients in Japan.」Children's Health Care, vol.44（3），293-306.
第10章……野中舞子（2012）「トゥレット症候群の子どもを持つ母親の心理過程：体験理解に基づいた援助を目指して」臨床心理学，12巻，825-837頁
第12章……①菊地なつみ・野中舞子・河野稔明・桑原斉・島田隆史・金生由紀子（2010）

「トゥレット症候群に関する情緒障害通級指導学級担当教諭の認識および経験」児童青年精神医学とその近接領域，51巻，539-549頁

②野中舞子・河野稔明・菊地なつみ・桑原斉・島田隆史・金生由紀子（2011）「トゥレット症候群に関する教員の認識および経験―特別支援学級と通常学級の比較―」児童青年精神医学とその近接領域，52巻，61-73頁

③野中舞子・金生由紀子・松田なつみ・河野稔明・下山晴彦（2013）「音声チックを有する児童・生徒への対応についての教員の認識：通級指導教室・特別支援学級の教員を対象として」臨床心理学，13巻，849-855頁

目　次

はじめに

第1部　研究背景 …………………………………………………… 1

第1章　強迫スペクトラム障害とは
　　　　　―衝動性を伴う一群への注目― ………………………… 3
　1-1. 強迫スペクトラム障害とは ………………………………… 3
　1-2. 強迫スペクトラム障害におけるチック障害の重要性 ……… 9
　1-3. チック障害と強迫性障害の違い―有効な治療の差異 ……… 14
　1-4. 本研究の着眼点 ……………………………………………… 16

第2章　児童・思春期における強迫の特徴と支援の必要性 ……… 17
　2-1. 児童・思春期における強迫 ………………………………… 17
　2-2. 強迫症状が日常生活に与える困難 ………………………… 20
　2-3. 我が国の児童精神科臨床における強迫スペクトラム障害の
　　　 位置づけ ……………………………………………………… 23
　2-4. 第2章のまとめ ……………………………………………… 26

第3章　本研究の目的と構成 ……………………………………… 27
　3-1. 問題点の整理と本研究の目的 ……………………………… 27
　3-2. 本書の構成 …………………………………………………… 28

第2部 児童・思春期における強迫スペクトラム障害の特徴理解
—強迫症状を主訴とする来談者の分析— ……………………… 33

第4章 強迫性障害への支援の概観 …………………………………… 35
- 4-1. 強迫性障害への支援の流れ …………………………………… 35
  - 4-1-1. 薬物療法 …………………………………………………… 36
  - 4-1-2. 認知行動療法 ……………………………………………… 37
- 4-2. 児童・思春期強迫性障害への支援の特徴 …………………… 39
- 4-3. 我が国における研究の現状 …………………………………… 41
- 4-4. 今後の展望 ……………………………………………………… 44

第5章 認知行動療法の効果に関係する要因の検討
（研究1）………………………………………………………………… 47
- 5-1. 問題と目的 ……………………………………………………… 47
- 5-2. 方法 ……………………………………………………………… 49
  - 5-2-1. 対象 ………………………………………………………… 49
  - 5-2-2. 実施場所 …………………………………………………… 49
  - 5-2-3. 効果指標 …………………………………………………… 50
  - 5-2-4. 分析方法 …………………………………………………… 50
  - 5-2-5. 倫理的配慮 ………………………………………………… 51
- 5-3. 結果 ……………………………………………………………… 52
  - 5-3-1. 全体の結果 ………………………………………………… 52
  - 5-3-2. 介入効果に影響する要因の検討 ………………………… 53
- 5-4. 考察 ……………………………………………………………… 54
  - 5-4-1. 認知行動療法プログラムの効果 ………………………… 55
  - 5-4-2. 治療効果と関係した要因 ………………………………… 56
- 5-5. 本研究の限界 …………………………………………………… 58

第6章 児童・思春期における強迫スペクトラム障害の特徴の分析（研究2） ………… 59
6-1. 問題と目的 ………… 59
6-2. 方法 ………… 61
6-2-1. 対象 ………… 61
6-2-2. 調査項目 ………… 62
6-2-3. 手続き ………… 62
6-2-4. 分析手順 ………… 62
6-3. 結果 ………… 63
6-3-1. 記述統計 ………… 63
6-3-2. プログラム適用に影響した要因 ………… 64
6-3-3. 併発症ごとの特徴 ………… 65
6-3-4. 具体的な経過の検討—チック障害を併発した事例から ………… 66
6-4. 考察 ………… 67
6-4-1. 来談者の特徴 ………… 68
6-4-2. 症状ディメンジョンごとの検討の必要性 ………… 69
6-4-3. 併発症ごとの特徴の差異 ………… 70
6-5. 本研究の限界と今後の展望 ………… 71
6-6. 第2部のまとめと第3部に向けて ………… 71
6-6-1. 第2部から得られた示唆 ………… 71
6-6-2. チック障害への着目 ………… 72

第3部 衝動制御を目指した行動療法的アプローチ
　　　　—チック障害を対象として— ………… 75

第7章 チック障害への支援の概観 ………… 77
7-1. チック障害とは ………… 77
7-2. 支援の概要 ………… 80
7-2-1. 心理教育と環境調整 ………… 82
7-2-2. 薬物療法 ………… 83

7-2-3. 行動療法／認知行動療法 ………………………………… 84
　7-3. チックに対する行動療法の近年の動向 ……………………… 86
　7-4. 我が国における支援の現状 …………………………………… 88
　7-5. 今後の展望 ……………………………………………………… 92

第8章　行動療法プログラムの効果の検討（研究3）
　　　　　―トゥレット症候群を対象とした量的・質的分析― ……… 93
　8-1. 問題と目的 ……………………………………………………… 93
　8-2. 方法 ……………………………………………………………… 95
　　　8-2-1. 対象 ……………………………………………………… 95
　　　8-2-2. 評価バッテリー ………………………………………… 95
　　　8-2-3. 研究の手続き …………………………………………… 97
　　　8-2-4. 介入内容と具体的な工夫 ……………………………… 98
　8-3. 結果 ……………………………………………………………… 103
　　　8-3-1. チック及び関連する症状の変化 ……………………… 103
　　　8-3-2. チックに対する主観的な苦痛の変化 ………………… 104
　　　8-3-3. 具体的な事例の経過 …………………………………… 108
　8-4. 考察 ……………………………………………………………… 112
　　　8-4-1. 行動療法の有効性 ……………………………………… 112
　　　8-4-2. 強迫性の影響の検討―汚言症の特殊性 ……………… 113
　8-5. 本研究の限界と展望 …………………………………………… 116

第9章　チック障害に伴う心理的困難と強迫性の関連
　　　　（研究4）………………………………………………………… 119
　9-1. 問題と目的 ……………………………………………………… 119
　9-2. 方法 ……………………………………………………………… 122
　　　9-2-1. 対象 ……………………………………………………… 122
　　　9-2-2. 調査項目 ………………………………………………… 122

　　　　　9-2-3. 分析方法 ·· 128
　9-3. 結果 ·· 129
　　　　　9-3-1. 基礎情報の算出 ·· 129
　　　　　9-3-2. 汚言症の有無による属性の差異の検討 ······················· 129
　　　　　9-3-3. 本人の捉え方の影響 ·· 131
　9-4. 考察 ·· 133
　　　　　9-4-1. 音声チックの影響について ·································· 133
　　　　　9-4-2. 心理的困難を予測する変数について ·························· 135
　　　　　9-4-3. 本研究の限界と今後の展望 ·································· 136
　9-5. 第3部のまとめ：社会との相互作用への注目の必要性 ············ 137

第4部　社会に対してどのように介入するのか
　　　　―家族・学校を対象とした調査研究― ································ 141

第10章　トゥレット症候群の子どもを持つ家族の心理過程
　　　　の質的検討（研究5） ·· 143
　10-1. 問題と目的 ·· 143
　　　　　10-1-1. 家族の心理過程を理解する必要性 ························· 143
　　　　　10-1-2. 研究5の目的 ·· 145
　10-2. 方法 ·· 145
　　　　　10-2-1. 対象 ·· 145
　　　　　10-2-2. データ収集方法 ··· 147
　　　　　10-2-3. 分析方法 ·· 147
　　　　　10-2-4. 倫理面への配慮 ··· 150
　10-3. 結果 ·· 150
　10-4. 考察 ·· 159
　　　　　10-4-1. 理論的示唆 ·· 159
　　　　　10-4-2. 臨床心理学的支援への示唆 ································ 160
　10-5. 本研究の限界と今後の課題 ································ 162

第11章　保護者の精神的健康に影響を及ぼす要因（研究6）
　　　　　―本人との相互作用への注目― ……………………………………… 163

- 11-1. 問題と目的 ……………………………………………………………… 163
- 11-2. 方法 ……………………………………………………………………… 164
  - 11-2-1. 対象者 ……………………………………………………………… 164
  - 11-2-2. 調査項目 …………………………………………………………… 165
  - 11-2-3. 分析方法 …………………………………………………………… 166
- 11-3. 結果 ……………………………………………………………………… 167
  - 11-3-1. 基礎統計量の算出 ………………………………………………… 167
  - 11-3-2. 保護者の精神的健康に関係する要因の検討 …………………… 167
  - 11-3-3. 親子相互作用で生じる影響 ……………………………………… 170
- 11-4. 考察 ……………………………………………………………………… 171
  - 11-4-1. 保護者の心理過程が精神的健康に及ぼす影響 ………………… 172
  - 11-4-2. 子どものチックへの捉え方と保護者の心理過程の関係 ……… 173

第12章　チック障害についての学校現場の認識と対応
　　　　　（研究7）…………………………………………………………………… 175

- 12-1. 問題と目的 ……………………………………………………………… 175
  - 12-1-1. チック障害の子どもが学校で抱く困難 ………………………… 175
  - 12-1-2. 研究7の目的 ……………………………………………………… 178
- 12-2. 予備調査 ………………………………………………………………… 178
  - 12-2-1. 方法 ………………………………………………………………… 178
  - 12-2-2. 結果 ………………………………………………………………… 181
  - 12-2-3. 予備調査からの示唆 ……………………………………………… 184
- 12-3. 本調査の目的 …………………………………………………………… 186
- 12-4. 本調査の方法 …………………………………………………………… 187
  - 12-4-1. 対象 ………………………………………………………………… 187
  - 12-4-2. 質問紙の構成 ……………………………………………………… 188
  - 12-4-3. 分析方法 …………………………………………………………… 189

12-4-4. 倫理面への配慮 ………………………………………………… 191
　12-5. 結果 ……………………………………………………………………… 191
　　　12-5-1. 働きかける対象 ……………………………………………… 191
　　　12-5-2. 働きかけの内容 ……………………………………………… 191
　12-6. 考察 ……………………………………………………………………… 194
　　　12-6-1. 日常場面における関わり ………………………………… 195
　　　12-6-2. 対応必要場面における関わり …………………………… 196
　　　12-6-3. 研究7の限界 ………………………………………………… 197

第5部　総合考察 ……………………………………………………………… 199

第13章　総合考察 …………………………………………………………… 201
　13-1. チック障害への支援モデルの提示 …………………………………… 201
　13-2. 本研究で得られた知見と臨床的意義 ………………………………… 204
　　　13-2-1. 我が国の強迫スペクトラム障害への支援への示唆 …… 205
　　　13-2-2. 発達特性としての強迫性 …………………………………… 207
　　　13-2-3. 『社会』へのアプローチの重要性 ………………………… 210
　13-3. 本研究の臨床心理学的意義 …………………………………………… 212
　13-4. 本研究の限界と今後の展望 …………………………………………… 213

引用文献 …………………………………………………………………………… 215
謝辞 ………………………………………………………………………………… 243

第1部
研究背景

第1章　強迫スペクトラム障害とは
―衝動性を伴う一群への注目―

　本章では，強迫スペクトラム障害の概念について論じ，本研究の着眼点を示す。

1-1. 強迫スペクトラム障害とは

　強迫という言葉はしばしば，強迫性障害という精神障害について論じる過程で用いられる。強迫性障害（Obsessive-Compulsive Disorder）とは，強迫観念と強迫行為によって特徴づけられる精神疾患の一つである。強迫観念（obsession）とは，侵入的・反復的に体験される思考や衝動，イメージのことであり，時に苦痛や不快感を伴うものである。強迫行為（compulsion）とは，主に強迫観念を軽減させることを目的として，自分でもばかばかしいと理解していたとしても繰り返してしまう儀式的行動のことを示す（American Psychiatric Association, 2013, 高橋・大野監訳, 2014）。強迫観念の中で多くみられる症状は，汚染（例：黴菌や汚れに対する過剰な不安や恐怖），加害（例：誰かを自分が傷つけてしまうのではという考え），ぴったり感などの対称性（例：左右対称にせずにはいられない），ためこみ（例：いらないとわかっているものでも捨ててはいけないものではと不安になる）などである。それに対して強迫行為は，洗浄行為，確認行為，儀式的繰り返し行為などが多くみられる（Bloch, Landeros-Weisenberger, Rosario-Campos, Pittenger & Leckman, 2008 ; 松永・切池・大矢・守田・中井・福居・山下・吉田・多賀・岸本・徳山・洪・米田・西田・稲田・木下・柳生・越智・武田・中尾・渡邊・前田・千郷・中嶋, 2004）。中根（2006）のレビューによれば，地域によって差があるものの，0.3-3.2%の生涯有病率だと

言われており，珍しい障害ではない。

　強迫性障害という精神障害の診断基準を満たさなくとも，誰しもがある種の強迫性を有すること，そして強迫的な精神現象を経験することは私たちの日常生活の体験からも，先行研究が示す結果からもある程度コンセンサスが得られている。電車のホームに立っている時に，『誰かに突き落とされるのでは？』という考えが浮かんだことはないだろうか。そうした考えをばかばかしいと思いつつも，ホームから一歩下がって電車を待ってしまう。これはある種の侵入思考と安全確保行動であり，誰しもが経験しうるものである。こうした強迫観念に類似した思考の中でも，頻度の高い事象を調査した研究の結果によると，暖房やストーブなどを消し忘れて火事になることを心配した経験がある者は女性の79％，男性では62％に上り，トイレの便座や水洗のレバーに触れて，伝染病に感染することを心配する者は女性の60％，男性の40％に上った（Clark, 2004（原田，2006, p.44より））。そのため，強迫性障害の診断を有していない健常者であっても，軽度の強迫症状と類似した体験をしていることは珍しくない。

　こうした強迫症状は他の精神障害にもしばしば併発する。そして，強迫症状をしばしば併発し，かつ強迫症状と類似した症状を主症状とする他の精神障害との関係性の深さに注目が集まる中で，強迫性障害の位置づけが見直されつつある。強迫性障害はDSM-Ⅲ以降，不安障害の1つとして位置付けられてきた（Stein, Fineberg, Bienvenu, Denys, Lochner, Nestadt, Leckman, Rauch, & Phillips, 2010）。しかし，強迫性障害内の多様性や，病因，経過，治療など様々な側面で，他の不安障害との相違が注目され，近年，「とらわれ」や「繰り返し行為」に焦点を当てた，より包括的で生物学的な見方がなされるようになってきている（松永，2012）。2013年に公刊されたDSM-5では，「強迫性障害および関連障害群（Obsessive-Compulsive and Related Disorders）」という章ができ，従来の不安障害から強迫性障害は独立し，観念様のとらわれと反復行動によって特徴づけられる他の疾患と同じ章に位置づけられるよう

Table 1-1. DSM-5における強迫性障害および関連障害群[1]
（Obsessive-Compulsive and Related Disorders：American Psychiatric Association, 2013, 高橋・大野監訳, 2014）

強迫性障害（Obsessive-Compulsive Disorder）
身体醜形障害（Body Dysmorphic Disorder）
ためこみ症（Hoarding Disorder）
抜毛症（Trichotillomania, Hair-Pulling Disorder）
皮膚むしり症（Excoriation / Skin-Picking Disorder）
物質・医薬品誘発性強迫性障害および関連障害
他の医学的疾患による強迫性障害および関連障害
他の特定される強迫性障害および関連障害
特定不能の強迫性障害および関連障害

になった（Table 1-1）。こうした変化には，「強迫スペクトラム障害」の考え方とその妥当性を支持するエビデンスの蓄積が影響している。

強迫スペクトラム障害（Obsessive-Compulsive Spectrum Disorders）とは，Hollander のグループによって提唱された考え方である。強迫スペクトラム障害について体系的にまとめた Hollander（1993）によれば，強迫的な考えや儀式行動は強迫性障害の有する特徴ではあるが，それらの症状自体は他の障害でもみられ，それら同様の特徴を有する障害はおそらくなにか共通の生物学的基盤を有すると指摘している。たとえば，食事や体型についての考えにとらわれることが多い摂食障害や，自分でもやめようと思ってもやめることができず髪を抜き続けたりする抜毛症などは，強迫的な考えにとらわれたり，儀式的行動を行ってしまうという点で強迫性障害と何らかの共通基盤を有している可能性がある。関連する障害として挙げられていた疾患を Table

---

1) DSM-5の日本語訳では,「障害」という言葉ではなく,「症」という言葉を用いることが議論され，一部の疾患では「症」という言葉が採用され，一部の疾患では旧病名と併記される形がとられている。本研究では，診断基準として DSM-Ⅳ-TR に準じて行われた研究があることを考慮して，用語は DSM-5 の訳に統一するが，旧病名との併記がなされている項目は旧病名を採用して記載することとした。たとえば，強迫症／強迫性障害と DSM-5 で訳された場合，強迫性障害の表記を採用した。

Table 1-2. 強迫スペクトラム障害として検討されていた障害
（Hollander, 1993）

身体醜形障害
離人性障害
神経性無食欲症
心気症
抜毛症
トゥレット症候群
性的強迫（sexual compulsion）
病的賭博
衝動的人格障害
妄想性障害

1-2に示した。

　こうした，ある種の侵入体験とそれに対する反復的な行動や儀式によって特徴づけられる強迫スペクトラム障害であるが，Table 1-2に示したように多様な障害を含むため，それぞれの持つ特徴によって分類がなされたり，次元的な理解がなされている。Lochner & Stein（2006）による文献レビューで取り上げられていた代表的な視点をいくつか紹介する。

　まず，危機回避（強迫性）と危機探究（衝動性）を軸の両端の連続線上においた理解がある。この考え方では，危機回避の程度が強い人ほど，未来の危険を大きく見積もる傾向があり，危機探究の程度が強い人ほどネガティブな結果を想定せずに行動をとってしまう傾向がある（Hollander, 1993）。池田（2002）は，Hollanderの説に加えて，以下のように説明している。「この説に従うならば，人間は危機に瀕した時に強迫性と衝動性という点で対照的な行動に出る。強迫的な性格傾向の強い人は危険性に対し，不安や苦痛を回避するために儀式的な行動を行う。他方，衝動性の強い人間は危機に対し，好奇心，満足感，快楽を得ようとして，ときには反社会的な行動をとる（pp.63-64）」。このように，人は強迫性と衝動性という対照的な行動を危機場面で呈すると考えられるため，それぞれを軸の両端におき，次元的に整理をして強

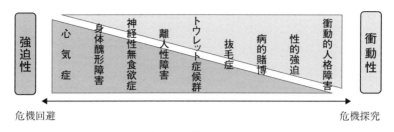

Figure 1-1. 強迫性・衝動性のディメンジョン（Hollander, 1998を筆者が訳・改変）

迫スペクトラム障害の特徴を検討することができる（Figure 1-1）。この軸はわかりやすいものの，実際には強迫性も衝動性も高い患者も存在するため，垂直に交わると考えるほうが適切だという研究者も存在する（Lochner & Stein, 2006）。

次に，類似した特徴を持つもの同士をまとめて，①身体のイメージ・身体へのとらわれの障害，②衝動制御の障害，③繰り返し行動を伴う神経障害の3つのクラスターに分類するという考え方もある（Hollander, Friedberg, Wasserman, Yeh, & Iyengar, 2005 ; Hollander, 1998, Figure 1-2）それぞれのクラスタについて，Bartz & Hollander（2006）は以下のように説明している。

まず，第1のクラスタは，身体と関係するとらわれや思い込みに特徴づけられ，身体醜形障害，心気症，神経性無食欲症，離人症が含まれる。これらの障害はいずれも過度の思い込みや考えにとらわれ，そのことは煩わしく不安を感じさせるものであり，何らかの行動の繰り返しを引き起こすため，強迫性障害と症状の構造が類似している。

第2のクラスタは，衝動性，特に攻撃的な行動やそれに伴う負の結果に特徴づけられ，病的賭博，盗癖，性的強迫やパラフィリア障害，自傷行為，抜毛症が含まれる。強迫性障害と同様に何らかの行動の前に覚醒や緊張が伴うけれど，これらの障害はそういった行動が喜びや快刺激を引き起こすという部分が異なる。しかし，これらの行動は何らかの不安を軽減させる機能を持っていることがあり，強迫行為と類似した点もある。加えて，これらの障

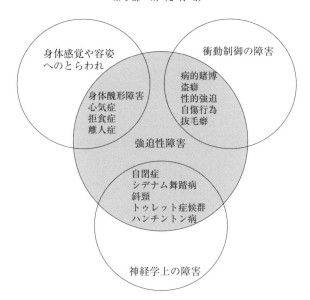

Figure 1-2. 強迫スペクトラム障害のクラスター
(Hollander, 1998；池田, 2002を参考に作成)

害を有する人はしばしば強迫的な考えも有している。

　第3のクラスタは，反復行動を伴う神経学的障害で構成され，自閉症（autism を直訳。以下も原則として原典に倣って訳語は選択），シデナム舞踏病，斜頸，トゥレット症候群，ハンチントン病が含まれる。これらの障害は大脳基底核の機能障害があることが示されてきている。また，これらの障害に併発する強迫症状は通常の強迫性障害にみられるものと内容が異なると言われている。たとえば，自閉症の場合，繰り返し順序立てる行動や，ためこみ，質問をすることや触ることなどと関連した強迫症状が多い。

　また，強迫性障害内の併発症の傾向についてクラスター分析を行ったLochner, Hemmings, Kinnear, Niehaus, Nel, Corfield, Moolman-Smook, Seedat, & Stein（2005）による研究結果は上記の分類と類似した結果を得ており，3つのクラスターが抽出されている。第1のクラスターは報酬系の異常，

"reward deficiency"（抜毛症，トゥレット症候群，病的賭博，hypersexual disorder）であり，第2のクラスターは衝動性，"impulsivity"（強迫的買い物，盗癖，摂食障害，自傷行為）であり，第3のクラスターは身体的"somatic"（身体醜形障害，心気症）であった。それぞれに分類される障害が異なるものの，抽出されたクラスター自体は類似した傾向を有していたと示唆されている。

このように，様々な精神疾患がある種の共通した特徴を持ち，連続線上にあると考えることは，共通する生物学的基盤の解明や診断カテゴリにとらわれない治療効果の検討が可能になるという意味で有意義だといえるだろう。現に，強迫性障害は他の不安障害と異なり，セロトニン系だけではなくドパミン系も関与していることが明らかとなってきている（中尾，2009；松永，2007）。ドパミン系の関与は他の不安障害ではほとんど見られないが，強迫スペクトラム障害での関与は示唆されることからも，強迫性障害が不安障害よりも，他のドパミン系の関与が明確な強迫スペクトラム障害との関与を示す生物学的特異性を示す根拠となっている（松永，2007）。また塩入（2011）によれば，多くの不安障害において扁桃体が重要な役割を担うことが多いのに対して，強迫性障害では皮質―線条体―視床―皮質回路の関与が大きいと指摘されており，中尾（2009）でも，強迫スペクトラム障害の一部と脳科学的研究の知見は共通することが示されている。強迫性障害はより生物学的な基盤の関与が大きいという理解も，不安障害から独立した位置づけとなったことでより明確になったと考えられる。

1-2. 強迫スペクトラム障害におけるチック障害の重要性

強迫スペクトラム障害は前節で示したように多様な障害を含む概念であるが，その発展に大きく寄与したのはトゥレット症候群を中心としたチック障害と強迫性障害の類似性を示唆する知見だといえる（松永，2011）。チック障害は強迫スペクトラム障害の中でも運動性の一群に含まれると考えられてお

り，強迫性と衝動性をその特徴として有している（Figure 1-1参照。詳細は後述）。チック障害と強迫性障害は，その症状自体が類似しているだけではなく，遺伝研究による家族集積性の高さの指摘や併発率の高さ，脳画像研究により何らかの共通基盤を有することが支持されている。

　金生（2005）は，トゥレット症候群患者の第一親族を対象にチック障害や強迫性障害の有病率を検討した先行研究を概観し，トゥレット症候群は0.9〜17.9％，慢性チック障害は7.8〜17.3％，強迫性障害は0.9〜13.6％が罹患していたことを示唆している（金生，2005）。例えば，338名のトゥレット症候群患者の第一親族のうち，トゥレット症候群は8.7％，慢性チック障害は17.3％，強迫性障害は11.5％の頻度であったことから，一般有病率よりも高率に，トゥレット症候群患者の第一親族はチック障害だけではなく強迫性障害も罹患しやすいことが指摘されている（Pauls, Raymond, Stevenson, & Leckman, 1991）。Phillips, Stein, Rauch, Hollander, Fallon, Barsky, Fineberg, Mataix-Cols, Ferrão, Saxena, Wilhelm, Kelly, Clark, Pinto, Bienvenu, Farrow, & Leckman（2010）のレビューによれば，トゥレット症候群発端者の第一親族のうち，強迫性障害は15％以上の女性の親族で，チック症状は20％以上，トゥレット症候群は17％以上の男性の親族で見られると示唆されており，それと同時に，強迫性障害発端者の第一親族の中では，チック症状を有する者の割合が対照群に比較して高くなることも明らかとなっている。また，そもそも，チック症状と強迫症状はそれぞれに併発しやすい。Freeman, Fast, Burd, Kerbeshian, Robertson, & Sandor（2000）による3500人のトゥレット症候群患者の国際的なデータベースからは，強迫性障害の平均併発率は27％（2-66％），強迫的な行動が見られたものは32％（13-66％）だと述べられている。Cardona, Romano, Bollea, & Chiarotti（2004）の研究ではチック障害患者125名を対象に調査をした結果，臨床域の強迫症状を有しているものが19.2％，軽度の強迫症状を有していた者は45.6％だったことを示唆している。

　この傾向は特に早期発症の事例で強くみられる。チック症状を有する者は

児童・思春期強迫性障害のおおよそ10-40％に上るといわれている（Leckman, Denys, Simpson, Mataix-Cols, Hollander, Saxena, Miguel, Rauch, Goodman, Phillips, & Stein, 2010；島田・金生，2009）。Taylor（2011）は早期発症の強迫性障害は，後発の強迫性障害とはたして異なるのか，という疑問を検討するために過去の先行研究を分析した。その結果，おおよそ4分の3の対象者は平均年齢が11歳の早期発症と考えられるグループに属することが示唆された。早期発症の強迫性障害の特徴として，①男子に多いこと，②強迫の全般的な重症度が高く，有している強迫症状のタイプも異なること，③チックと併発しやすく，強迫スペクトラム障害もしばしば併発すること，④第一親等が強迫を有している割合が高いこと，を指摘している。Leckman, Bloch, & King（2009）も，早期発症の強迫性障害の特徴の中でも，特にエビデンスが蓄積されている点として，遺伝負因の大きさとチック関連強迫性障害の存在をあげている。たとえば，144人の強迫性障害患者を対象とした Chabane, Delorme, Millet, Mouren, Leboyer, & Pauls（2005）による調査では，早期発症の強迫性障害のうち何らかのチック障害を併発する者は43.9％にものぼることを示すとともに，第一親族において強迫性障害とチック障害を併発する者の割合は高く，年齢を補正した罹患危険率は順に，17％，12％であったと報告している。また，Rosario-Campos, Leckman, Curi, Quatrano, Katsovitch, Miguel, & Pauls（2005）でも，325人の早期発症強迫性障害の親族を対象とした調査から推定される発症リスクは強迫性障害は22.7％，慢性チック障害は11.6％であり，コントロール群よりも高い割合を占めていた。こうした一定の凝集性がチックと強迫性障害では見られることから，チック関連強迫性障害というサブタイプの想定が，遺伝研究において特に重要な概念とされている。Eichstedt & Arnold（2001）によれば，早期発症の強迫性障害とチック障害の関連は深く，両者ともに大脳基底核の異常の関与が強いと考えられている。以上のように，強迫性障害，その中でも特に早期発症の強迫性障害とチック障害は相互に併発しやすく，家族集積性が高い傾向にある。そして，

強迫性障害の中でも，早期に発症しチックを伴う型と，チックを伴わない型が想定されている（Rauch, Cora-Locatelli, & Greenberg, 2002, 山下訳, 2005）。

また，先述したように，強迫性障害は皮質―線条体―視床―皮質回路の異常が想定されているが，トゥレット症候群においても同部位の機能異常が想定されている。強迫性障害では尾状核に，トゥレット症候群では被殻に，それぞれ構造的な異常があることも支持されている（Rauch et al., 2002, 山下訳, 2005）。Lochner & Stein（2006）は様々な先行研究の中で，強迫性障害と類似した状態を有するトゥレット症候群や抜毛症などの疾患が線条体の機能異常による病態生理を共有していることを想定していると述べている。皮質―線条体の回路の様々な部位で生じた異常により，それぞれ異なった症状が生じるという，複数の疾患が一つのスペクトラムを形成しているという考えもある。こうした指摘は現在の強迫スペクトラム障害の考え方に通じており，強迫性障害とトゥレット症候群の共通性が示されたことが，強迫スペクトラム障害の考えの発展に寄与してきたことが伺える。

Rauch et al.（2002, 山下訳, 2005）は，強迫スペクトラム障害に共通する病理は，何らかの侵入的体験であり，その侵入が感覚運動系に関わるか，認知的な要素なのかによって分類されると述べている。すなわち，強迫性障害や身体醜形障害は認知的な侵入を体験するのに対して，抜毛症やトゥレット症候群では感覚運動的な侵入を体験する。この指摘は，強迫スペクトラム障害を，強迫観念などの認知的プロセスの関与を認めない繰り返し行為によって特徴づけられる運動性の一群（Motoric OCSD）と，認知的プロセスの関与を認める一群（Cognitive OCSD）とした松永（2012）の表現とも合致している。Figure 1-3に Motoric OCSD と認知的プロセスの関与を認める Cognitive OCSD の関係を示した。Phillips et al.（2010）によると，Motoric OCSD と呼ばれるものは，チックや自閉症スペクトラム障害の繰り返し行動などを示し，習癖についての動物モデルを用いた研究によっても検証される一群だといえ，一方 Cognitive OCSD とされるものはより複雑な認知プロセスが関与

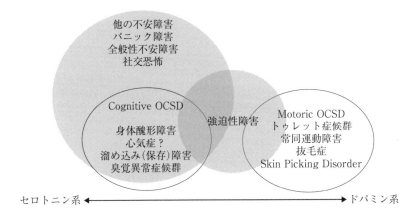

Figure 1-3. DSM-5草稿段階における強迫スペクトラム障害と
他の諸不安障害との関係性（松永，2011, p.5）

する一群だと指摘している。チックとの関連が深い強迫スペクトラム障害はMotoric OCSD に位置づけられる一群だと考えられるだろう。

　DSM-5の改訂に向けた専門家調査によれば，身体醜形障害（75％），抜毛症（70％），チック障害（61％），心気症（57％）の4つの障害が，強迫スペクトラム障害の章を作成するとしたら組み込むことに賛同できると専門家から支持されていた（Mataix-Cols, Pertusa, & Leckman, 2007）。Phillips et al.（2010）によると，2006年に行われた専門家会議では，身体醜形障害，トゥレット症候群，心気症の3障害を同カテゴリに組み込むことが支持されていた。こうした専門家調査や先行研究から，Motoric OCSD の中でもチック障害は重要な位置づけにあると考えられ，金生（2011）も同様の指摘をしている。松永（2012）も，強迫スペクトラム障害の概念の中核に位置付けられていたチック障害やトゥレット症候群が除外されたことにより，強迫スペクトラム障害という言葉がDSM-5には残らなかった可能性を指摘するなど，その影響の大きさを指摘している。Figure1-1をみても，トゥレット症候群は中心に位置づけられており，強迫スペクトラム障害の中でも重要な位置づけにあると

いえるだろう。

1-3. チック障害と強迫性障害の違い—有効な治療の差異

　では，なぜチック障害は，DSM-5において強迫性障害及び関連障害群に位置づけられなかったのだろうか。その理由の1つとして，有効な治療や支援の差異が挙げられている（Phillips et al., 2010）。

　支援についての詳細はそれぞれ後述するが，強迫性障害に対しては，選択的セロトニン再取り込み阻害薬（Selective Serotonin Reuptake Inhibitor, 以下，SSRI）の有効性が支持されており，この傾向は一部の強迫スペクトラム障害でも確認されている（身体醜形障害や抜毛症）。しかし，チック障害に対しては，抗精神病薬の有効性が支持されており，ドパミン系の関与の大きさが確認されている。加えて，薬物療法だけではなく，認知行動療法の選択においても，違いがあると考えられている。強迫性障害に対して有効な曝露反応妨害法（Exposure and Response Prevention, 以下，ERP）は，不安障害にも用いられる技法であり，不安や恐怖を引き起こす刺激や状況へ曝露することが重要な治療原理の一つとなる。しかし，抜毛症やトゥレット症候群のようなMotoric OCSDに含まれるような対象の場合には，その背景にある「衝動」への対処が求められることから，通常のERPの手続きだけでは有効ではないことも多いと指摘されている（Baer, 1991, 越野・五十嵐・中谷訳, 2000）。現在では，チック障害に対しても，ERPの有効性が確認されつつあるが，ハビット・リバーサルという習癖異常に対してもともと用いられていた技法が最もエビデンスを蓄積しつつある。このように，薬物療法と認知行動療法の併用が多くの場合に推奨される，という枠組みは類似しているものの，第一選択となる薬剤や技法が異なっている。

　それぞれの疾患に対して有効な治療や支援が発展していることは望ましいことであるが，時に，チック障害と強迫性障害においては，双方の特徴が交

わる一群の存在が示唆されている（Eichstedt & Arnold, 2001; 松永, 2012）。前節で述べたチック関連強迫性障害といわれる一群がその代表であろう。強迫性障害の中でもチックを併発する場合には，SSRIによる薬物療法への反応が悪くなるという治療効果研究の結果（March, Franklin, Leonard, Garcia, Moore, Freeman, & Foa, 2007）や，SRI単剤投与で改善しなかった強迫性障害のうち，3分の1程度の者が抗精神病薬の追加投与で改善が確認され，チックを併発している患者に対しては特に有効であったこともメタ分析から明らかになっている（Bloch, Landeros-Weisenberger, Kelmendi, Coric, Bracken, & Leckman, 2006）。また，強迫性障害患者の中にも，何かがまさにぴったりとしない感覚や不全感（not just right feeling）のような感覚現象を有し，そうした感覚現象を解消するために強迫行為を繰り返すものが一定数いることが示唆されている。Ferrão, Shavitt, Prado, Fontenelle, Malavazzi, de Mathis, Hounie, Miguel, & do Rosário（2012）の調査では，1001人の強迫性障害患者のうち65％がこうした感覚現象を有していたと指摘している。そして，感覚現象を有する者は，対称性や順序の強迫症状と汚染や洗浄の強迫症状がより重症で，慢性チック障害であるトゥレット症候群を併発し，家族にチック障害の既往がある者が多かったことを明らかにしている（Ferrão et al., 2012）。March & Mulle（2006，原井・岡嶋訳，2008）によれば，チック障害との境界線上にある症状を有する患者の場合，こうした不全感による繰り返し行動がみられるため，第一選択となるERPではなくハビット・リバーサルを適用するほうが有効な場合があると指摘している。Mansueto & Keuler（2005）は，こうしたチック障害（その中でもトゥレット症候群）と強迫性障害の両方の特徴を持つ一群として，"Tourette OCD（TOCD）"という概念を提唱している。複雑性の高いチックと強迫行為を見極めることの難しさは以前から指摘されてきた。Mansueto & Keuler（2005）は，臨床家が「チックか強迫行為か」というカテゴリカルな判断にとらわれてしまうことがあるが，「これは，トゥレット症候群と強迫性障害のブレンドである（"It is a blend of the two with characteristics associated with both.", p.363)」と考えることで，患者の主観的な感覚や症状の機能を分析して，治療に取り組むことができると指摘している。TOCDの特徴として，SSRIやERPが効きにくいため，十分な時間の確保やリラクセーション法の併用が推奨されるなど，独自の工夫が提唱されている。対象は異なるものの，抜毛症や間欠性爆発性障害などの衝動制御の障害を併発する強迫性障害は，早期に発症し，治療反応が悪いこともMatsunaga, Kiriike, Matsui, Oya, Okino, & Stein（2005）では示唆されている。以上のように，しばしば衝動制御の問題を伴う，チック障害も含めたMotoric OCSDは，今後支援の発展が望まれる対象だといえる。

　こうした指摘からも，強迫性障害，チック障害それぞれで治療が発展するだけではなく，連続線上に両者を捉えることで，双方の支援の枠組みを転用できる可能性がでてくると考えられる。特に，衝動コントロールの問題が関与している対象への支援の難しさは複数の文献からも示唆されているため，強迫スペクトラム障害の中でもMotoric OCSDへの支援の発展に向けた知見の提示は今後求められると考えられる。

1-4. 本研究の着眼点

　以上の先行研究から，強迫スペクトラム障害の中でも衝動制御の問題を伴う対象への支援の発展に寄与する知見を提示することは重要だと考えられた。そのため，本研究では，Motoric OCSDに焦点を当てて研究を行っていくこととし，Motoric OCSDの代表例であるチック障害，その中でも特にトゥレット症候群を中心とした，支援の発展を目指した検討を行うこととした。その際に，チック障害と強迫性障害の併存率や関連性が高い児童・思春期に焦点を当てて検討することとした。

　次章において，本研究全体の問題意識を述べる前に，児童・思春期における強迫の特徴と支援の必要性について文献を概観することとした。

第2章　児童・思春期における強迫の特徴と
　　　　支援の必要性

　本章では，児童・思春期における強迫及び強迫スペクトラム障害の特徴について概観し，我が国の傾向や現在の問題点について指摘する。

2-1．児童・思春期における強迫

　児童・思春期において強迫性障害がそもそも存在するのか，強迫的な行動は正常な発達の中でみられる現象の一つでしかないのかという議論が，かつてはなされていた（山崎，1994）。例えば，信号を渡るときに白い線だけを踏んで渡りたがったり，ある物の収集にこだわったりすることは，健常の発達過程でみられる儀式行動の代表的なものである。こうした行動がみられるのは，2歳頃がピークだと示唆されている（Leckman et al., 2009）。だが，近年では疫学研究の蓄積を経て，児童・思春期において強迫性障害の診断基準を満たす対象や強迫症状を有する者は珍しくないと考えられている。Flament, Whitaker, Rapoport, Davies, Berg, Kalikow, Sceery, & Shaffer（1988）によりアメリカで行われた5596人の高校生を対象とした調査の結果では，推定一年有病率は1±0.5％と示唆されていた。Valleni-Basile, Garrison, Jackson, Waller, Mckeown, Addy, & Cuffe（1994）による3283人の縦断調査の結果からは，有病率は3％だったと示唆されている。Tadai, Nakamura, Okazaki, & Nakajima（1995）は面接式の調査で350人の学生のうち6人が強迫性障害の診断基準を満たしたことから，有病率は1.7％であったと報告している。Flament & Cohen（2002）は児童・思春期強迫性障害についての包括的なレビューの中で，有病率としてはおおよそ1-5％程度の値を報告する研究が多

いことを示している。加えて，強迫性障害の診断が明確につかないが強迫症状を有している閾値下（"subclinical"）の強迫性障害の割合も報告されており，上述した研究では，Flament et al.（1988）の調査では0.2％，Valleni-Baile et al.（1994）の調査では19％，Tadai et al.（1995）の調査では，強迫性障害と推察される対象（"probable OCD"）は5.4％だと報告されている。こうした疫学研究の結果から，児童・思春期において，強迫性障害自体も珍しい障害ではないが，診断を明確に満たさなくとも強迫症状を有する者も一定程度存在することが推察される。

　また，強迫性障害は慢性化する障害だと示唆する研究の多さも，児童・思春期の強迫に注目する必要性を支持している。成人の強迫性障害についての研究から，強迫性障害患者は症状発症から初診までにおおよそ3～7年（Dell'Osso, Buoli, Hollander, & Altamura, 2010；Belloch, Del Valle, Morillo, Carrió, & Cabedo, 2009）の期間を要することが示唆されており，強迫性障害はその症状の苦痛の程度と比して援助機関にかかるまでに時間がかかる病気だといわれている。強迫性障害についての予後調査の中で，早期に発症した者の転帰があまり良くないという指摘も存在する（Dell'Osso, Benatti, Buoli, Altamura, Marazziti, Hollander, Fineberg, Stein, Pallanti, Nicolini, Ameringen, Lochner, Hranov, Karamustafalioglu, Hranov, Menchon, & Zohar, 2013）。原田（2006）は複数の文献を紹介する中で，経過が「良好」であるものが0～40％，「かなり良好」が14～55％，「ごくわずか改善，不変，または悪化」が22～76％であり，報告によるばらつきが大きいと指摘している（pp.36-37）。大規模な研究では，Skoog & Skoog（1999）による調査があげられる。1947年から1953年までの間に最初の評価は行われ，251人の入院していた強迫性障害患者を対象としていた。その後，1989年から1993年にかけて，生存しかつ追跡できた122人の患者を面接式の方法で予後の調査を行った。その結果，81％の患者に改善が確認され，そのうち寛解と判断できるものは48％であった。一方で，48％の者は30年以上強迫性障害の診断基準を満たした状態であることを示すとと

もに，多くの者が診断基準を満たさなくともなんらかの強迫症状は有していることを指摘した。加えて，20歳以下に発症した者の予後が有意に悪く，発症年齢の関連を示唆した。また，プロスペクティブな調査では，Steketee, Eisen, Dyck, Warshaw, & Rasmussen（1999）による5年間の100名を対象とした追跡調査がある。その結果，Kaplan-meier による生命表によって算出された，5年後の完全寛解率は22％，部分寛解率は53％だとしている。Bloch, Craiglow, Landeros-Weisenberger, Dombrowski, Panza, Peterson, & Leckman（2009）のコホート調査に参加していた強迫性障害患者では，経過を追跡できた45名（平均年齢：21.1歳）について検討した結果，20名（44％）の者は強迫症状が寛解したと判断できる状態であったが，14名（31％）は軽度，6名（13％）は中程度，5名（11％）は重度の強迫症状を有していた。以上の先行研究からも，強迫性障害の症状は改善することは多いが，完全に寛解する者は少なく，残存することが多いことがうかがえる。

　また，治療効果にも発症年齢は関係する傾向がある。Leonard, Swedo, Lenane, Rettew, Hamburger, Bartko, & Rapoport（1993）による調査では，従来の追跡調査では薬物療法や行動療法の有効性を加味して予後を検討できていないという問題点を指摘した上で，クロミプラミンによる治療研究に参加した54名の児童・思春期強迫性障害患者の平均3.4年（1.9—7.3年）の予後調査を行っている。その結果，23名（43％）はまだDSM-Ⅲ-Rの基準で強迫性障害の診断基準を満たし，強迫観念も強迫行為もないものは6名（11％）のみであった。Stewart, Geller, & Jenike（2004）による16の研究を対象としたメタ分析の結果では，児童・思春期強迫性障害の長期的なアウトカムについて検討し，フォローアップ時点で強迫性障害の診断を完全に満たすものは41％，部分的にでも満たすものを含めると60％であることを示した。強迫性障害の診断基準を満たす状態を予測した変数は，入院患者だったこと，発症年齢が低いこと，ベースライン時点での強迫性障害の罹患期間が長いこと，であった。我が国で行われた調査は少ないが，例えば前林・松永・松井・林

田・興野・大矢・切池（2006）の報告では，初診時18歳以上の強迫性障害患者106名のSSRI（フルボキサミンかパロキセチンによる治療を主治医が選択）による治療の予後に関係する要因を検討した。その結果，発症年齢が15歳以下であったかどうかが有意に治療反応と関係した変数の一つとして示された。

以上の先行研究からは，強迫性障害は慢性化しやすく，児童・思春期において強迫性障害を発症したもののうち半数以上が強迫症状を長期間有したままでいることがわかる。加えて，早期発症であることは薬物療法への反応の悪さや慢性化を予測する要因の1つであることが示唆されている。こうした背景から，児童・思春期の強迫性障害や強迫症状を有する者に対しては，その特徴を加味しながら，慢性化を防いだり，慢性化しても社会機能が低下せずに二次障害に発展しないような支援が必要であると考えられる。

2-2. 強迫症状が日常生活に与える困難

前節の議論からは，児童・思春期の強迫性障害の一部には，症状を抱えながらも援助につながらない状態で，日常生活を営んでいるものも多いことが推察される。では，こうした症状は，子どもたちにどのような影響を与えているのだろうか。

強迫観念はそれ自体が不快であることが多く，強迫行為はしばしば長時間に及ぶことで生活に影響を及ぼす。こうした症状自体が持つ特徴だけではなく，恐怖対象への回避や強迫行為を止められないことから，家から出られなくなる者も多い。強迫症状はひきこもりとの関係が深いと斎藤（2006）は指摘しており，その理由として「①ひきこもり状態に陥る前から強迫傾向や強迫症状を持つものが多いこと。②ひきこもり状態そのものが，強迫症状を助長し増悪させる傾向を持つこと。③逆に，強迫症状があることによって，ひきこもり状態から離脱することがますます困難になること。(p.279)」を挙げている。Honjo, Hirano, Murase, Kaneko, Sugiyama, Ohtaka, Takei, Inoko,&

Wakabayashi（1989）による18歳以下の62人の強迫症状を有する患者を対象とした調査では，36％の患者が不登校傾向を有していた。本人の主観的な満足度と関係したQOLの観点から強迫性障害の子どもへの影響を検討した論文も存在する。Lack, Storch, Keeley, Geffken, Ricketts, Murphy, & Goodman（2009）による調査では，62名の児童・思春期の強迫性障害患者を対象に，QOLと併発症の関係について検討した。その結果，強迫性障害患者のQOLが健常群に比べて低いことを示すとともに，QOLを予測する割合は強迫症状よりも併発する抑うつや不安のような内的な症状のほうが大きいことを示唆した。以上から，児童・思春期強迫性障害への支援を検討する際には，QOLについて評価することが有効であるとともに，併発症状についてもアセスメントする必要性が示唆されている。

　そもそも，児童・思春期強迫性障害患者のうち，うつ病や他の不安障害を併発する者の割合は高い。児童・思春期，成人を含めた706名の患者の併発症の有無による分類を試みたNestadt, Di, Riddle, Grados, Greenberg, Fyer, McCracken, Rauch, Murphy, Rasmussen, Cullen, Pinto, Samuels, & Roche（2009）の報告では，全般性不安障害やうつ病，皮膚むしり症がおおよそ4割程度に併発していた。Geller, Biederman, Faraone, Agranat, Cradock, Hagermoser, Kim, Frazier, & Coffey（2001）は，児童期（11歳以下，46名），思春期（12歳以上，55名），成人（すでに出版されたデータ，560名）で強迫症状のプロフィールをはじめとした特徴を発達的に検討しており，その中で大うつ病性障害を併発する者の割合は，順に39％，62％，78％だったと指摘している。いずれの人口でも高いものの，年齢が上がるにつれてうつ病の併発率が高くなると考えられた。その一方で，不安障害（パニック障害，広場恐怖，特定の恐怖症，分離不安障害）は，概ね年齢による差はみられず，分離不安障害のみ児童期に多いという結果であった。また，注意欠如・多動性障害（Attention-Deficit/Hyperactivity Disorder，以下，ADHD）と反抗挑戦性障害は児童期のうち51％の割合を占めていた。本人の意思に反して些細なきっかけで突如

爆発的に攻撃的な行動をとってしまうといわれる怒り発作（rage attack）について調べた Storch, Jones, Lack, Ale, Sulkowski, Lewin, & Murphy（2012）の研究では，対象者86名のうち，おおよそ半数（47名，54.7％）が怒り発作や怒りについて検討する尺度である Rage Outbursts and Anger Rating Scale（ROARS）において高い点数だと判断されていた。こうした怒り得点の高さは強迫症状と相関していたが，家族の巻き込みとより強く相関していたため，怒り発作の存在が家族の巻き込みを強くし，家族の巻き込みが強まることが強迫症状をさらに強める可能性があると著者らは指摘している。

　では，他の診断に強迫性障害が併発する場合の影響はどうであろうか。トゥレット症候群に強迫性障害が併発する場合には，トゥレット症候群単独の場合よりも支障が大きくなることが示されている。Conelea, Woods, Zinner, Budman, Murphy, Scahill, Compton, & Walkup（2011）による740人の保護者と232人の児童・思春期の当事者を対象としたインターネットベースの調査では，トゥレット症候群に何らかの他の診断が併発している場合のほうが QOL が低下することを示唆している。同様に，Eddy, Rizzo, Gulisano, Agodi, Barchitta, Cali, Robertson, & Cavanna（2011）による調査でも，トゥレット症候群そのものも本人の感じる QOL への影響を及ぼすが，強迫性障害や ADHD を併発する場合にはより QOL が低い傾向がみられることを示唆している。我が国の対象者で検討した Kano, Ohta, Nagai, & Scahill（2010）による調査でも，強迫症状を有しているトゥレット症候群者のほうが，自傷行為や不登校，衝動的な行動等の傾向が高いことを示唆している。

　以上のように，強迫症状は，それ自体が社会機能に影響を及ぼすだけではなく，抑うつや不安などの内面の問題や怒り発作や衝動的行動など外在化する問題としばしば併発し，それらの問題が強迫症状と相互作用を起こして子どもやその親に影響を及ぼすと考えられる。また，子どもの強迫性障害における異種性の問題は，子どもの強迫症状が，正常な発達的な現象から，強迫神経症レベル，強迫性人格障害のレベル，トゥレット症候群や発達障害にま

で広がりを持っていることが背景にあると傳田（2006）も指摘している。症状の子どもに与える影響が大きいだけではなく，併発症も含めた包括的なアセスメントが求められることが児童・思春期強迫性障害の特徴だといえるだろう。

2-3. 我が国の児童精神科臨床における強迫スペクトラム障害の位置づけ

最後に，我が国の児童精神科領域における強迫スペクトラム障害の位置づけを確認して本章を終える。

近年，我が国では発達障害，いじめ，虐待など親子を対象とした支援の重要性が指摘されている。2005年には発達障害者支援法が成立し，2009年からは特別支援教育が学校現場に導入された。そのことをきっかけに発達障害への支援に臨床心理士が携わる機会も増えており，児童精神科領域の発展は特に著しいといえる。平成20年より厚生労働省では「子どもの心の診療拠点病院機構推進事業」を実施し，複数の医療機関を子どもの心の診療事業における拠点病院と指定し，子どもを対象とした精神科医療の発展を目指している（厚生労働省，2011）。

実際に専門外来を受診した患者数の内訳を報告した調査から，その傾向を検討する。まず，市川（2004）は，自身の勤務する病院の外来初診患者の傾向を分析している。2001年度の来談者の分析の結果，ICD-10のカテゴリの中でも，心理的発達障害（F8：広汎性発達障害，学習障害など），行動及び情緒の障害（F9：多動性障害，行為障害，チックなど）の占める割合が男子において特に多かった。女子では，神経症関連（F4：強迫性障害，解離，適応障害など）が一番多かった。1990年からの変遷を見ても，ADHD，自閉症スペクトラム障害，行為障害の初診患者の中に占める割合の増加をしていることも示唆されている。主訴別でみると，落ち着きがない，言葉の遅れの次に，強迫症

状が挙げられており，その増加傾向が指摘されていた。また，来談者のうち年齢が比較的低い者の占める割合も年々高くなっていた。川上（2012）は，自らの診療所を来談した者のうち，気分障害圏，不安障害圏がそれぞれ30％，25％と多かったと報告している。ついで，統合失調症圏，発達障害圏が続いていた。川上（2012）の報告では，年齢が13歳を超える来談者の割合が高いことも述べられていた。武井・目良・宮崎・佐藤・原岡・本田・太田（2007）による1996年から2005年までの市立旭川病院精神科の受診者数の報告によれば，児童・思春期患者は新患全体の15.5％を占め，患者数が増加傾向を示していると指摘するとともに，多動性障害とアスペルガー障害に該当するものが特にこの5年間で増加していると示唆している。

　これらの報告から，近年，児童・思春期に精神科を受診する者が増えていることが伺える。また，来談者の傾向として児童期にしばしばみられる発達障害やチックなどの問題が増加傾向にあることが指摘されている。対象者の年齢に思春期が多かった川上（2012）の調査では不安障害圏や気分障害圏の患者が多かったことから，思春期に入ると周囲との関係の影響を強く受ける気分障害や不安障害が増えると考えられる。この傾向は，前節で述べた強迫性障害に伴う併発症の傾向と類似している。また，強迫スペクトラム障害という観点でデータを見直すと，近年，自閉症スペクトラム障害やチック障害など器質的な要因の大きい，Motoric OCSD に分類されるような障害が増加していることが伺える。こうした，発達障害に位置づけられる障害は，特別支援教育の導入に伴い，医療関係者だけではなく教育関係者にとっても身近な存在となった。教育現場に発達障害の知識が広がったことで，教育関係者から保護者へ医療機関を始めとした専門機関を勧める，という経路によって受診につながるような変化も生じてきている。そのため，保護者の中でも発達障害を始めとした精神科医療は身近になりつつあると想定される。

　杉山（2006）は，いわゆる神経症に分類されるような強迫性障害は減少しているという傾向を指摘している。平成13年4月から平成17年3月までの間

Table 2-1. 強迫症状が認められる児童の精神科疾患（杉山, 2006）

発達障害系	非発達障害系
チック障害	分離不安障害
トゥレット障害	抜毛癖
注意欠如・多動性障害	転換性障害
自閉性障害	身体表現性障害
アスペルガー障害	不登校
ダウン症の青年期退行	うつ病
	パニック障害
	摂食障害
	境界性人格障害
	統合失調症

にあいち小児センターを受診した患者2860名のうち，強迫性障害と診断された者はわずか32名（1.1％）であった。同調査ではチック障害は69名，高機能広汎性発達障害は942名であり，他の疾患に比較して割合が低いことがうかがえる。こうした近年の傾向を踏まえて杉山（2006）は Table 2-1のように強迫を呈する近縁の精神障害を列挙し，今後は発達障害系の強迫症状や非定型的な強迫症状が増加する可能性を指摘している。また，小平（2014）によると，児童・思春期の強迫性障害の場合は特に，自我違和感が語られない事例も多いことから，自閉症スペクトラム障害にみられるこだわりやチックと強迫症状が類似することも多く，強迫スペクトラム障害の考えを適用することが重要だと指摘している。発達障害への支援において，田中（2010）は，「生活障害」という視点を持って，「生活を円滑に営むことを妨げる環境と個にある特性に注目する」ことを推奨している。すなわち，ある特性が強いこと自体は決して悪いことではないが，その特性があることで，社会生活の中で何らかの問題を抱えたときに援助の対象となるため，生物―心理―社会の視点を持ち，その困難を包括的に捉えて援助をする必要がある。すなわち，

こうした研究者・臨床家たちの指摘からも，典型的な強迫性障害だけではなく，いわゆる「生きにくさ」を抱える子どもが，強迫症状を併発して，それを主訴として受診する事例も少なくないことが想定される。今までは，強迫性障害は神経症の1つとして考えられ，心理学的な理解が強調されることが多かったが，1980年代以降に，DSM-Ⅲの中で強迫性障害としての疾患概念が明確にされ，また薬物療法や行動療法などの有効性が検証されて以後，神経生物学的・認知行動学的理解が発展してきたと松永（2002）は述べている。松永（2002）は，治療が充実・発展してきている現在だからこそ，そうした発展している治療法や援助では改善がみられない難治例も存在しており，心理学的，環境的，社会的な側面を含めた多角的な理解が改めて重要だとも述べている。

2-4. 第2章のまとめ

　先行研究からは以下の点が示唆される。まず，強迫性障害の多くは児童・思春期に発症しており，慢性化する者も多く存在する。診断基準は満たさないが強迫症状を有している対象はさらに多く，症状自体の支障も大きいことから早期の支援がもとめられる。また，実際の児童精神科医療の来談者の傾向をみると，強迫性障害の診断を有する来談者の占める割合は高くはなく，強迫スペクトラム障害の観点から患者の傾向を見直す必要性があると考えられる。また，今後増加していくことが予想される発達障害との関連が深い器質的な脆弱性と関わるような強迫性障害への支援を検討する必要性も高く，その際には，神経生物学的な理解にとどまらない，心理─社会的な側面の理解がますます重要となるだろう。

第3章 本研究の目的と構成

本章では,第1章,第2章で概観してきた先行研究をまとめ,問題点を整理し,本研究の目的を提示する。

3-1. 問題点の整理と本研究の目的

第1章で述べてきたように,強迫性障害は,近縁の障害との関係性が示されるにつれて,強迫スペクトラム障害の枠組みでの理解が進み,ある考えや衝動へのとらわれと反復行動に特徴づけられる一群,すなわち不安障害とは異なる疾患群として理解されるようになった。強迫スペクトラム障害の概念の発展にはトゥレット症候群をはじめとしたチック障害と強迫性障害の類似性を示唆する知見の影響が大きいが,支援という点で両者には差異が見られた。しかし,双方の特徴を有する一群を指摘する研究も存在し,強迫スペクトラム障害の観点から複数の障害の特徴を有する対象者への支援を検討することが必要だと考えられた。特に,衝動制御の問題を併発する場合の支援の難しさも指摘されており,今後の発展が求められる。Motoric OCSDと呼ばれる運動系の関与が大きい一群は,衝動制御の問題を抱えやすいと考えられ,その中核であるチック障害への支援を検討することは他の強迫スペクトラム障害への支援に向けた示唆を提供できる可能性がある。

第2章では,児童・思春期における強迫の特徴と支援の必要性について述べた。多くの強迫性障害患者は児童・思春期に発症し,少なくない割合の者が成人まで症状を有していること,強迫症状は併発症と複雑に関係しながら患児とその家族に影響を与えることが示された。また,我が国の児童精神科臨床においても,典型的な神経症に類似した強迫性障害よりも発達障害との

併発を思わせるような，より衝動・感覚の影響を受ける強迫性障害患者が増加していることが指摘されており，その中には強迫スペクトラム障害に含まれる障害も多かった。そのため，第1章で示したような衝動や感覚の影響をより受ける強迫症状への支援の検討は，特に児童・思春期において今後ますます求められるだろう。発達障害を始めとした器質的な要因が強調される疾患でこそ，その特性理解に基づく心理—社会的な側面を含めた包括的な理解が求められ，強迫スペクトラム障害に対しても，神経生物学的な理解を超えた多角的な支援の検討が求められると考えられた。

　以上の先行研究から，本研究では，児童・思春期における強迫スペクトラム障害への支援の発展に寄与する知見を提示することを目的とした。具体的には，感覚や衝動の影響をよりうけ，器質的な要因の大きさが示唆されているMotoric OCSDに対する心理社会的な支援の発展を目指すために，強迫スペクトラム障害の中でも特に，強迫性障害との関連の深さが示されているトゥレット症候群を中心としたチック障害を対象に研究を行うこととした。そのために，我が国における児童・思春期の強迫スペクトラム障害全体におけるチック障害をはじめとした併発症の特徴を把握することを目指して，まずは強迫性障害を対象として，有効な支援と併発症の関係や来談者の特徴の分析を行うこととした。

3-2. 本書の構成

　本書では，3-1で示した目的に合致するように，以下の研究を行った。

　まず，第2部では，研究全体の土台として，我が国の児童・思春期の強迫性障害及び強迫スペクトラム障害の特徴を明らかにすることを目指した。第4章では，児童・思春期強迫性障害への支援に焦点をあてた文献レビューを行い，その概要と現在示されているエビデンス，我が国の支援の現状について述べ，問題点を整理した。その結果，児童・思春期患者を対象とする場合

は特に，認知行動療法が有効だと考えられること，その中でERPは中核となる技法であることが確認されるとともに，我が国においては援助者の不足が大きな問題の1つであることが示された。そこで，研究1（第5章）では，我が国の援助者訓練機関で実施された児童・思春期の強迫スペクトラム障害を対象とした認知行動療法プログラムの効果の検討とその効果と関係する要因の検討を行った。検討の結果，探索的ながら認知行動療法プログラムの効果が示されるとともに，家族調整の併用がしばしば行われることが示唆され，家族を含めた支援の発展が望まれると考えられた。介入の効果には症状への苦痛と年齢が関係していることが示唆されるとともに，自閉症スペクトラム障害を有している者の特殊性が示された。研究2（第6章）では，プログラムを終えていないものも含めた来談者の特徴について，後方視的に検討した。その結果，強迫性障害の診断を有していない対象者も多く来談していることが示唆され，強迫スペクトラム障害の考えが児童・思春期において特に有用であることが確認された。また，併発症によって有している症状ディメンジョンが異なり，工夫が求められると考えられた。第2部を通して，我が国の児童・思春期における強迫スペクトラム障害への支援において，他の疾患に併発する強迫症状の影響を検討する必要性と，衝動制御を主たる問題とする対象への支援を発展させることはやはり重要であることを確認できた。

　以上を受けて，第3部では，本研究の目的である，衝動制御を主たる問題とする強迫スペクトラム障害への支援の発展を目指して，トゥレット症候群を対象とした行動療法による支援の検討を行った。第7章において，チック障害への支援の概要を示すとともに，現在チックや反復動作に対して有効性が示されている行動療法を中心とした文献レビューを行い，現状の問題点を示した。文献レビューの結果，ハビット・リバーサル・トレーニングのエビデンスが蓄積されていることが示唆されるとともに，近年では環境の影響をより積極的に理解して介入するプログラムが開発されていることが示された。

また，我が国ではトゥレット症候群を対象とした行動療法の効果の報告は十分なされていないという問題点が明らかとなった。以上を受けて，研究3（第8章）では，ハビット・リバーサル・トレーニングに基づいた介入プログラムの紹介とその探索的な効果の検討を行った。その結果，先行研究に比して重症度の高い対象に対しても，介入プログラムが有効であること，しかし汚言症はその主観的な苦痛がなかなか低下しないことから介入の際には工夫が必要だということが示された。事例を通して支援の工夫について検討した結果，チックを対象とした介入においても，汚言症の場合には，その症状の特殊性から，周囲に対して過度に気を使うようになることが，強迫性も高めていく可能性が示唆された。以上の結果を受けて，研究4（第9章）では，強迫症状と汚言症の関係性やチックについての主観的な捉え方の心理特性への影響について検討した。その結果，汚言症を有している者は有意に強迫症状得点が高いことを示すとともに，強迫症状とチックへの主観的な捉え方が特性不安を，強迫症状と運動チックの重症度が抑うつ症状を予測することが示唆された。以上の結果から，強迫症状の存在は不安の抱きやすさや抑うつの抱きやすさと深く関係しており，トゥレット症候群への援助の際には，衝動制御を目指した支援と並行して，こうした二次的に発展する強迫傾向を考慮に入れる必要性があると考えられた。加えて，症状から派生する周囲の反応やその本人への影響を検討することも重要だと考えられた。

そこで，第4部では，周囲との関係に注目した研究を行うこととした。研究5（第10章）では，主たる環境の一つである家族に着目し，トゥレット症候群の子どもを持つ母親の心理過程について質的に検討した。その結果，【違和感を抱く】【症状に戸惑う】【症状と向き合う】【見守る】という4つの時期の存在が明らかになると同時に，〈"障害"の不安定さからくる戸惑い〉が慢性的に続いている可能性が示唆された。研究6（第11章）では，研究5で見いだされた結果を実証するために量的な調査を行った。その結果，研究5の仮説が一定程度支持されるとともに，保護者の社会からの孤立感とチッ

クに対する動揺が強いほど，本人のチックに対する捉え方にも影響が生じることが示された。そのため，保護者が社会的に孤立することを防ぐ様なサポートを増やすことが支援においては重要だと考えられた。研究7（第12章）では，家庭以外での児童・思春期における主たる環境の一つである，学校場面において，チック障害がどのように認識されているのかの実態調査を行った。教員の現状やニーズを明らかにするための予備調査では，情緒障害通級指導教室，特別支援学級，通常学級の教員を対象とした実態調査を行った。その結果，ほぼすべての教員がチックについては知っていると回答したのに対して，トゥレット症候群を知っている教員の割合は低く，特に通常学級の教員の中では2割を切ることが示唆された。教員は保護者や他児にも働きかけ，様々な工夫をした対応をしている一方で，「どの程度の症状であれば症状に声をかけていいのか」という疑問があることが示された。以上を受けて，本調査では，症状の程度に応じた教員の関わり方の変化について，その認識について検討した。その結果，チックに触れないで関わる教員は6割を占めるとともに，背景にあるストレス因を検討するような関わりが中心であることが示された。その一方で，チックが他児に影響する程度の場合には，別室の利用をはじめとした，チックについて本人と話題にするような対応をする教員の割合も増加することが示された。こうした関わりの割合はまだ4割であったことから，チックには触れないほうがよいという考え方は教員の中では広まっていると考えられた。また，背景のストレス因を探る過程で，保護者が理解されていない感覚を強める可能性があることから，両者の理解を橋渡しするような支援が重要だと考えられた。

　第5部では，以上の知見を踏まえて，本研究で主に取り上げたチック障害への支援の包括モデルを示すとともに，児童・思春期における強迫スペクトラム障害への支援に対する本研究の意義について考察した。本書の全体の構成をFigure 3-1に示した。

```
┌─────────────────────────────────────────────────────┐
│           第1部　研究背景                             │
│  第1章　強迫スペクトラム障害とは                       │
│  第2章　児童・思春期における強迫の特徴と支援の必要性     │
│  第3章　本研究の目的と構成                            │
└─────────────────────────────────────────────────────┘
```

```
┌─────────────────────────────────────────────────────┐
│     第2部　児童・思春期における強迫スペクトラム障害の特徴理解 │
│  第4章　強迫性障害への支援の概観                       │
│  第5章　認知行動療法の効果に関係する要因の検討（研究1）  │
│  第6章　児童・思春期における強迫スペクトラム障害の特徴の分析（研究2）│
└─────────────────────────────────────────────────────┘
```

```
┌─────────────────────────────────────────────────────┐
│        第3部　衝動制御を目指した行動療法的アプローチ       │
│  第7章　チック障害への支援の概観                       │
│  第8章　行動療法プログラムの効果の検討（研究3）          │
│         ―トゥレット症候群を対象とした量的・質的分析―     │
│  第9章　チック障害に伴う心理的困難と強迫性の関連（研究4） │
└─────────────────────────────────────────────────────┘
```

```
┌─────────────────────────────────────────────────────┐
│          第4部　社会に対してどのように介入するのか        │
│  第10章　トゥレット症候群の子どもを持つ家族の心理過程の質的検討（研究5）│
│  第11章　保護者の精神的健康に影響を及ぼす要因（研究6）    │
│          ―本人との相互作用への注目―                    │
│  第12章　チック障害についての学校現場の認識と対応（研究7） │
└─────────────────────────────────────────────────────┘
```

```
┌─────────────────────────────────────────────────────┐
│                 第5部　総合考察                        │
│  第13章　総合考察                                     │
└─────────────────────────────────────────────────────┘
```

Figure 3-1. 本書の全体図

第2部
児童・思春期における
強迫スペクトラム障害の特徴理解
―強迫症状を主訴とする来談者の分析―

　第2部では児童・思春期の強迫性障害及び強迫スペクトラム障害への支援について，先行研究を概観し，そこから導かれた問題意識に沿って実践研究・実証研究を行った。

第4章 強迫性障害への支援の概観

本章では,強迫性障害への支援について,近年のエビデンスと我が国の現状について概観した。

4-1. 強迫性障害への支援の流れ

強迫性障害への支援については,様々な支援法のエビデンスが蓄積されている。その概要として,強迫性障害の治療の専門家を対象として実施した調査の結果から,専門家が合意した治療ガイドライン(March, Frances, Carpenter, & Kahn, 1997, 大野訳, 1999)が公開されている。そのガイドラインによると,認知行動療法が第一選択とされ,重症例の場合は認知行動療法と薬物療法を併用することが第一選択とされることが示されている(Table 4-1)。その後も統制された研究による効果の検討および,そのメタ分析が行われてきた。

Table 4-1. 年齢に応じた第一選択となる介入法(March et al., 1997を改変)

	成人		思春期		思春期前	
	比較的軽度	比較的重度	比較的軽度	比較的重度	比較的軽度	比較的重度
第一選択	最初にCBT[a]	CBT+SRI[b] 最初にSRI	最初にCBT	CBT+SRI	最初にCBT	最初にCBT
第二選択	CBT+SRI 最初にSRI	最初にCBT	CBT+SRI 最初にSRI	最初にCBT 最初にSRI	CBT+SRI 最初にSRI	CBT+SRI 最初にSRI

* Y-BOCSで10~18点は軽度,18~29点は中度,30点以上は重度とする。
a. CBT=Cognitive-behavioral therapy
b. SRI (serotonin reuptake inhibitor) とは,5つの薬を含む(クロミプラミン,フルオキセチン,フルボキサミン,パロキセチン,セルトラリン)。SSRIとは,クロミプラミン以外の4つの薬のことである。

4-1-1. 薬物療法

　Table 4-1に示されているとおり，強迫性障害に対しては選択的セロトニン取り込み阻害薬（SSRI）による治療の効果が示されており，治療の第一選択とされている。Soomoro（2012）は，強迫性障害の治療について系統的レビューを行い，43の系統的レビュー，RCT，観察研究に基づいてエビデンスの検討を行っている。その結果では，クロミプラミン及びSSRIはプラセボに比べて強迫症状改善に有効であるとする研究が蓄積されていること，SRI間での有効性の差は確認されていないこと，副作用の懸念がみられるため，使用の際にはその考慮が必要であることを示唆している。他の不安障害に比べて治療が困難だと指摘されてきた強迫性障害だが，薬物療法の有効性は1980年代にクロミプラミンの有効性の報告（Clomipramine collaborative study group, 1991 ; Thorén, Asberg, Cronholm, Jörnestedt, & Träskman, 1980など）がなされるようになってから，発展してきた。そのため，クロミプラミンと他のSSRIを比較した研究は複数ある（Freeman, Trimble, Deakin, Stokes, & Ashford, 1994; Mundo, Maina, & Uslenghi, 2000）。その結果からは，強迫症状軽減の効果に差はないものの，副作用によるドロップアウトはクロミプラミンのほうが他のSSRIよりも高いと示唆されている。我が国でも，31名の成人強迫性障害患者を対象としたNakatani, Nakagawa, Nakao, Yoshizato, Nabeyama, Kudo, Isomura, Kato, Yoshioka, & Kawamoto（2005）による研究で，薬物療法群（フルボキサミン＋自律訓練法），行動療法群（ERP＋プラセボ），統制群（自律訓練法＋プラセボ）の3群でのRCTが実施されている。その結果では，行動療法群，薬物療法群の順に，統制群に比して強迫症状が改善したことが示されている。

　中尾・神庭（2006）によると，他の気分障害や不安障害へのSSRI治療に比べて強迫性障害治療に特徴的な点として，SSRI以外の抗うつ薬や抗不安薬では十分な効果が期待できないこと，効果発現に高用量SSRIを必要とす

ること，SSRIでも30〜50％の患者は治療に反応しないことを指摘している。特に，早期発症の強迫性障害に対しては抗うつ薬では反応しない対象が多く，抗精神病薬の増強療法の効果が検討されつつある（中前，2011）。

4-1-2. 認知行動療法

薬物療法と同程度の効果があり，かつ効果が長期間にわたり持続し，再発の確率を低減させる介入方法として認知行動療法（Cognitive Behavioral Therapy，以下，CBT）の効果が実証されている（O'Kearney, Anstey, & von Sanden, 2006）。Meyerによる事例報告（1966）に端を発し，1960，1970年代に効果研究が蓄積されてきたことで，ERPの有効性が特に注目されるようになった（例えば，Foa & Goldstein, 1978; Boersma, Hengst, Dekker, & Emmelkamp, 1976）。その後もエビデンスは蓄積され，現在までに，RCTによる効果の立証やメタ分析などにより，治療の第一選択としての位置付けが確立しつつある（Gava, Barbui, Aguglia, Carlino, Churchill, De Vanna, & McGuire, 2007）。

ERPは，曝露法（Exposure）と反応妨害法（Response Prevention）からなり，前者は嫌な刺激や考えが生じたとしてもその刺激や考えに十分な時間接したり触れることを通して，そうした刺激に伴って生じる感情（主に不安や恐怖）の馴化が起こるようにすること，後者はそういった刺激が生じた際に不安を軽減するために行う行為（強迫行為などの儀式的行動）を妨害することで，そういった不安感への回避をせずにすむようにすることである。両者を組み合わせることで，ある強迫観念が生じる刺激にさらされても，強迫行為をせずとも不安感が下がっていくことを体験することができると考えられている（飯倉，1999，Figure 4-1）。強迫症状に対する有効性は高く，もしも治療を完遂することができればおおよそ64％の対象が改善するといわれている（Eddy, Dutra, Bradley, & Westen, 2004）。その一方，不安刺激に積極的に触れさせることから，ドロップアウト率が高く治療を拒否する者も多い。たとえば，Mataix-Cols, Marks, Greist, Kobak, & Baer（2002）の報告では，ドロッ

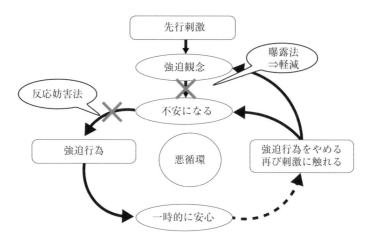

Figure 4-1. 強迫性障害の悪循環とERPの仕組み（飯倉，1999を元に筆者が作成）

プアウトした者の割合は17%に上ると示唆されており，特にためこみの症状を有する者で割合が高いと指摘されている。

　ERPの有効性は生物学的な側面からも実証されつつある。Nabeyama, Nakagawa, Yoshiura, Nakao, Nakatani, Togao, Yoshizato, Yoshioka, Tomita, & Kanba（2008）は，11名の強迫性障害患者と19名の健常対照群を対象として，認知行動療法前後の脳血流の変化をfMRIを用いて検討した。その結果，強迫症状の有意な改善により，小脳と頭頂葉で賦活が増加し，眼窩前頭皮質，中前頭回，側頭葉領域で賦活の減少が認められた。Linden（2006）は，様々な心理療法の脳機能の変化についてレビューをしており，その中で，強迫性障害への認知行動療法の脳機能への影響を調べた研究は一貫して右尾状核の血流の減少を示していることを示唆している。前頭葉—皮質の回路の過活動がその生物学的な基盤に想定される強迫性障害において，適切な認知行動療法の実施は脳機能の改善にも寄与することが実証的に示されてきている。

4-2. 児童・思春期強迫性障害への支援の特徴

　成人を対象としてCBT，薬物療法それぞれの効果が確認されてきた強迫性障害治療であるが，児童・思春期の強迫性障害については1990年代に臨床研究が開始され（Franklin, Kozak, Cashman, Coles, Rheingold, & Foa, 1998），SSRIによる薬物療法及びERPを中心としたCBTの介入プログラムの効果が確認されている（Franklin, Sapyta, Freeman, Khanna, Compton, Almirall, Moore, Choate-Summers, Garcia, Edson, Foa, & March, 2011）。

　その根拠となった最も強固なエビデンスの1つとして，The Pediatric OCD Treatment Study（POTS）によるRCTが挙げられるだろう。POTS（2004）によるRCTでは，7－17歳の強迫性障害の患者を，①認知行動療法を受ける群，②セルトラリンによる薬物療法を受ける群，③認知行動療法と薬物療法を組み合わせた群，④プラセボの薬物療法群にそれぞれ28名ずつに無作為に割り振り，有効性を比較した。その結果，認知行動療法と薬物療法を組み合わせた群と認知行動療法を受ける群には有意な差がみられず，有効性が薬物療法のみの群やプラセボ群よりも高いことが示唆された。なお，その際に用いられた認知行動療法は，ERPを中心とし，心理教育や認知的訓練，強迫性障害の外在化などを組み合わせたプログラムであった（March & Mulle, 2006, 原井・岡嶋訳, 2008）。また，POTS IIによる研究では，こうした認知行動療法の有効性は，薬物療法に認知行動療法の原理を伝えるだけよりも，セッションを付与したほうが有効性を得られることも示唆されている（Franklin, Sapyta et al., 2011）。

　POTS（2004）の研究で見られるように，児童・思春期強迫性障害を対象とした研究では，成人と同様にERPの有効性が様々な研究で示されている。児童・思春期強迫性障害への認知行動療法の効果を検討したメタ分析は筆者の探した範囲では5つある。Sánchez-Meca, Rosa-Alcázar, Iniesta-Sepúlveda, & Rosa-Alcázarl (2014) によるメタ分析では，認知行動療法 (d=1.203) 及び認知行動療法を組み合わせた介入 (d=1.704) が薬物療法 (d=0.745) よりも有効性が高いことを指摘したことに加えて，認知行動療法群ではプロトコルの内容とセッションに有した時間がその有効性と関係していることを指摘している。加えて，プロトコルの中でも，家族の関与が高いほうが有効性が高い可能性が示唆されている。特に，Barret, Healy-Farrell, & March (2004) による family-based CBT の有効性は高く，効果量は2.5に及ぶ (Watson & Rees, 2008)。Barrett, Farrell, Pina, Peris, & Piacentini (2008) によると，集団での認知行動療法の効果を報告する文献もみられ，その有効性が支持されつつあるものの，まだそのエビデンスは探索的な段階だと結論付けられている。5つのメタ分析の結果を Table 4-2にまとめた。

また，Storch, Bussing, Small, Geffken, McNamara, Rahman, Lewin, Gar-

Table 4-2. 児童・思春期強迫性障害の介入研究についてのメタ分析の結果
(Sánchez-Meca et al., 2014を元に筆者が改変)

	効果量指標 [a]	心理的介入	薬物療法
Abramowitz et al. (2005)	d_R	1.98 $n=10$	1.13 $n=10$
Freeman et al. (2007)	d_R	1.55 $n=12$	
O'Kearney (2007)	d_R	0.78-3.49 $n=19$	
Watson & Rees (2008)	d_c	1.45 $n=13$	0.48 $n=10$
Sánchez-Meca et al. (2014)[b]	d_c	1.203 $n=11$	0.745 $n=10$

a. それぞれの表記は以下の通り：d_R：介入前後の差の標準化された平均値差，d_c：介入群と対照群の変化の差について標準化された平均値差，n：研究の数
b. 効果量として，心理的介入，薬物療法，組み合わせた介入で比較をしており，対照群を統制して効果量を調整している。調整後の数字を表には乗せた。なお，調整前はそれぞれ，d=1.710, d=0.746

van, Goodman, & Murphy (2013) の研究では，CBT とプラセボの薬を服用した群と CBT とセルトラリンを服用した群（標準服用群と漸増群の2群を設定）の3群に対象者をランダムに割りつけて強迫症状の変化を検討したところ，群間差はみられずいずれの群でも改善した。以上の結果から，児童・思春期強迫性障害に対しては薬物療法を実施すること自体にプラセボ効果がある可能性がある。薬物療法は適切に用いれば改善につながる重要な方法である一方で，慎重に用いる必要性を指摘する研究もある。我が国の SSRI と SNRI の使用実態について調査した宇佐美・齊藤・傳田・斉藤・岡田・松本・山田（2011）の調査結果では，37施設，483事例について分析したところ，自殺関連現象が21名に確認されていたことから，適切な使用指針の策定が望まれると示唆している。この21名のうち強迫性障害の診断を得ていたものは1名だけであったものの，こうした有害事象が生じた際の他の治療選択肢を増やすという意味でも，認知行動療法に基づいた支援の充実は，児童・思春期患者に対して特に重要だといえる。

4-3. 我が国における研究の現状

以上の先行研究からは，児童・思春期強迫性障害への支援を行う際には特に認知行動療法に基づいた支援が重要となると考えられる。では，我が国において，児童・思春期強迫性障害に対して，どの程度認知行動療法の実践が行われているのだろうか。

Ono, Furukawa, Shimizu, Okamoto, Nakagawa, Fujisawa, Ishii, & Nakajima（2011）は，我が国の認知行動療法の現状について体系的なレビューを行っている。その報告によると，強迫性障害を対象とした行動療法についての報告は，1983年から2009年の間にわずか8つしか該当していなかった。そのうち，統制された研究は先述した Nakatani et al.（2005）による報告のみであったとしたうえで，その他の複数例の転帰を報告した文献からは行動療

法の有効性を支持する結果が得られているとしている（岡嶋・橋本・野口・原井，2007）。また，論文として報告はされていないものの，岡嶋・原井（2008）は強迫性障害を主訴に来談した患者のうち18歳以下であった48名の治療経過を検討している。その結果，ERP を実施した者は18例，実施しなかった者は21例であり，心理教育やハビット・リバーサルなど様々な技法を用いて児童・思春期の強迫性障害へ介入を行っていた。治療の転帰に影響した要因を探索的に検討した結果，年齢や性別などの属性ではなく ERP 実施の有無のみが要因として治療成績と関係していたことも指摘されていた。

Ono et al.（2011）で報告されていない文献を検討するために，CiNii によって，「強迫性障害」＋「行動療法」＋「児童期」or「思春期」で検索し，その結果該当した2013年までの症例研究について，Table 4-3にまとめた。なお，該当する文献の少なさを考慮して，学会発表の抄録であっても，対象と転帰についての結果が記載されている場合には掲載した。概説や成人の症例に介入していた研究は除外した。

文献検索の結果，該当する研究は2005年以降の文献に限定されていた。検索キーワードの影響だと考えられるものの，このことから，児童・思春期強迫性障害患者に特化して行動療法の実践を報告したりその効果を検討したりすることは，我が国では比較的最近の取り組みであることがうかがえた。また，用いられていた技法は全て ERP であり，それに加えて，それぞれの患者の特徴に応じた工夫をしている報告が多かった。たとえば，佐藤・松田・新井（2006）では，繰り返し行動に対しては ERP が有効であったが，なかなか改善しない強迫観念に対して認知的技法を導入し，患者の主観的な苦悩が改善したことを報告している。家族をはじめとした環境を積極的に巻き込むことの重要性を，首藤（2011），小林・五十嵐（2013）では指摘している。思春期のクライエントへの支援の場合は主体性を伸ばしたり（小林・五十嵐，2013），動機づけを意識した関わりを取り入れたり（小林・原井，2013）する必要性も指摘されている。こうした事例報告からも，ERP を中心とした行

Table 4-3 国内の児童・思春期強迫性障害への行動療法の報告

著者名	年	年齢	症例数	介入方法	結果と考察
岡嶋・原井	2005	平均13.6 (9-17)	14	セルフモニタリング＋ERP＋家族教育。（ERPを実施できたものは3名のみ）	強迫症状の改善（CY-BOCS平均値変化：11.5。かなり改善，改善：12名）
中谷	2006	14	1	ERP（入院⇒外来）	治療終結後，6年後も症状なく経過している。強迫症状の外在化，家族へのケア，報酬設定等の工夫が必要。
佐藤ら	2006	11	1	ERP＋認知的技法	繰り返し行動へはERPが有効であったが，残存した観念に対しては認知的技法を導入する必要があった。
辻村・坂井	2008	11	1	ERP	面接場面でのERPの導入及び母親も一緒にERPすることが必要
岡嶋・原井	2009	平均15.2 (13-17)	5 (13)	2日間の短期集中プログラム vs 通常ERP	短期プログラムが通常ERP群を上回る効果。思春期CLにはその年齢の課題に応じた工夫も必要。
首藤	2011	12	1	ERP（面接場面に加え，Moと自宅で実施）	自宅でのERPを中心に介入し，改善。児童における工夫について考察。
小林・原井	2013	16	1	ERP＋動機づけ	思春期CLは他者と異なることへの抵抗が強く，症状が語られにくいこともある。動機づけを意識した関わりや周囲の関わりの変化の重要性を指摘。
小林・五十嵐	2013	17	1	ERP（自宅訪問含む）	思春期CLへの支援の際に，家族とともにチームとなって支援する必要性を指摘。

動療法の有効性は確かであり，それに個々の患者に合わせた工夫を行う必要性が示唆される。

しかし，我が国ではこうした実践が行われる機関が少ないと指摘されている。岡嶋ら（2007）は，菊地病院での行動療法プログラムの概要及びその効果を報告しているが，その中で県外からの来院患者が年々増加していること

に言及し，強迫性障害に対する行動療法の需要の拡大に，我が国の支援システムが追いついていない状態であることを指摘している。渡部・黒江（2011）の報告では入院患者62名中 ERP を実施した者は3名（4.8％）であった。また，都立梅ヶ丘病院における入院治療について報告した新井・市川・江尻・渡部（2006）の報告でも，40名中3名（7.5％）にしか ERP は実施していなかった。以上から，高度の治療を実施している機関においても，我が国では ERP を実施しない機関が多いという現状がうかがえる。こうした社会背景も加味して先行研究の傾向を再考すると，まずは第一選択であり最もエビデンスが構築されている ERP を個々に工夫をしながら導入していく，その試みが始まったばかりの段階に，我が国の児童・思春期強迫性障害への支援は位置づけられるといえるかもしれない。なお，児童・思春期強迫性障害への支援については齋藤・金生（2012）による治療ガイドラインが公刊され，今後，我が国における児童・思春期の強迫性障害治療の発展が期待される。

4-4. 今後の展望

　強迫性障害に対する治療や支援について，その概説と我が国で行われている研究について述べてきた。その結果，①強迫性障害に対しては，認知行動療法が有効であり，第一選択となること，②児童・思春期の強迫性障害に対しては薬物療法によって生じる副作用の存在が指摘されていることから，特に認知行動療法の発展が望まれること，③我が国において，児童・思春期の強迫性障害を対象に，行動療法の有効性を検討した研究はまだ十分ではないことに加え，行動療法を実践できる専門家が不足しており，強迫性障害への行動療法の需要に比して実践の提供が追い付いていない現状が示唆された。

　このように，児童・思春期の強迫性障害に対しては認知行動療法の有効性が示されているにもかかわらず，我が国においては報告されている症例数も限られていることが明らかとなった。そのため，認知行動療法による支援を

提供する際に，どの程度のものが併発症を有し，またそうした併発症の存在が介入効果にどのように影響しているのかも明らかになっていないことが示唆された。以上の結果から，第2部においては，我が国における児童・思春期の強迫スペクトラム障害の特徴をまずは理解すること，そしてエビデンスが蓄積されているERPの有効性を探索的ながら検討することが重要だと考えられた。そこで，第2部の目的は，①我が国において，強迫症状を主訴に来談する対象者はどのような特徴を持つのか理解すること，②そうした対象者の中で併発症を有することがどのように支援のプロセスや効果に影響するのかを理解すること，とした。以上の目的のために，まずは，次章にて，既に開発され，吉田・野中・松田・野田・平林・西村・下山（2014）で紹介されている認知行動療法プログラムの紹介及びその効果の検討を行う。その際に，併発症の影響について特に検討する。

第5章　認知行動療法の効果に関係する要因の検討（研究1）

　本章では児童・思春期強迫性障害に対する認知行動療法プログラムの効果を探索的に示すとともに、その有効性と関係する要因を明らかにすることを目的とした。対象は強迫症状を主訴に来談した36名であった（平均年齢：14.1歳）。分析の結果、プログラムの前後で有意に強迫症状の改善が確認された。また、ERPに家族調整を付与している者が多く、家族への積極的な介入が求められることが示唆された。自閉症スペクトラム障害を有している者は独特の経過をたどることも確認されるとともに、年齢と介入前の強迫行為に対する苦痛の高さが強迫症状の改善を予測することが示された。

5-1．問題と目的

　前章までに示した通り、児童・思春期強迫性障害への支援の際には、その発達段階に応じた認知行動療法による支援の発展が求められると考えられた。しかし、我が国では、その効果を実証的に検討した報告は少なく、まだまだ普及と発展の段階だといえる。また、強迫性障害への認知行動療法に対する需要の高まりに比して、支援を提供できる場が限られているという問題も明らかとなった。以上から、児童・思春期強迫性障害に特化した認知行動療法プログラムの開発および、その効果の検討が求められると考えられた。こうした背景を受けて、下山・西村・平林・慶野・石津・吉田（2009）、西村・平林・慶野・石津・吉田・下山（2009）で紹介されているような、主たる支援者を大学院生とした児童・思春期強迫性障害に対する認知行動療法プログラムが開発され、その効果が確認されている（吉田ら、2014）。本章では、そ

のプログラムによる介入の有効性の検討だけではなく，介入の効果に関係する要因も検討することを目的とした。

　下山ら（2009）において紹介されている認知行動療法プログラムは，児童・思春期の強迫性障害に対する認知行動療法の標準テキスト（March & Mulle, 2006，原井・岡嶋訳，2008）および子どもの認知行動療法プログラム（Stallard, 2005）を参考に開発された（以下，「プログラム」と表記）。その後，臨床研究を通して，以下の問題点が明らかとなった。①本人が来談したがらないケースがある，②症状が家族のシステムの中に組み込まれている，③家族全体が我慢の文化，気遣いの文化を持っているケースが多い，④家族が変わることによって患者の症状が変化する，⑤症状との共存，⑥自我違和感が弱く治療への動機づけが低い，⑦学校では問題を隠しているケースが多く対応がなされていない（吉田・野田・梅垣・下山，2010）。加えて，下山（2011）では，強迫性障害に併存している症状に応じて介入を変化させることが重要であり，それぞれの障害に有効な技法と ERP の併用が有用だと指摘している。こうした臨床研究を経て，ケース・フォーミュレーションに時間がかかること，家族や本人の動機づけを高めたり協働関係を形成したりする関わりをアセスメント段階で取り組む必要性が確認された。こうして改定されたプログラムは全18セッションから構成されている（Table 5-1）。その特徴として，機能分析を重視していることが挙げられており，アセスメント面接にお

Table 5-1. 子どもと若者の認知行動療法プログラムの構成（吉田ら，2014）

①受付面接1回
②アセスメント面接2～3回 CY-BOCS 実施
③介入12回
　【第一段階】問題に取り組む準備をする（2回）
　【第二段階】ゆっくり問題に取り組む。軽い症状から ERP の開始（4回）
　【第三段階】進み具合の見直し。問題の改善の程度をチェック（1回）
　【第四段階】再び問題に取り組む。中心の症状に対する ERP 実施（4回）
　【第五段階】振り返りと卒業式。再発を防ぐ対策と終結（1回）CY-BOCS 実施
④フォローアップ3回

いて，ERPが実施困難ないしは不適切と判断された場合には，他の介入を選択することとなっている。さらに，ERPを実施した場合にも，アセスメントの結果をふまえ，適宜他の介入を併用している。吉田ら（2014）では，17名のERPを実施したプログラム参加者を対象に，その効果を探索的に検討し，効果を確認している（効果量：1.70）。しかし，少人数での検討であり，その結果の一般化可能性には疑問が残る。加えて，併発症という観点からの分析はなされていない。

そこで，本研究の目的は，吉田ら（2014）以降に来談した対象者も含めてプログラムの効果を再確認するとともに，どのような介入の工夫が児童・思春期の強迫性障害に対する支援で重要だと考えられるのか，どのような対象の支援に工夫が求められるのかを明らかにすることとした。

5-2. 方　　法

5-2-1. 対　　象

研究対象者は，A大学附属相談室にて「子どもと若者の認知行動療法プログラム」に参加した，7歳から20歳の子どもであった。事前に送付した強迫症状のチェックリストに基づいて受付面接を実施し，強迫症状が認められることを，プログラム参加の適格基準とした。なお，医療機関を受診している場合には，主治医より診断書を得た。

5-2-2. 実施場所

介入は全てA大学附属相談室にて行われた。研究実施期間はX年4月からX+4年10月であった。介入は同大学にて臨床心理学を専攻する修士課程および博士課程の学生が担当した。学生は，単一のスーパーバイザーによる助言および，単一の研究室内での事例検討を行うことで，介入の方針を検

討した。

5-2-3. 効果指標

プログラムの効果を測るために，プログラムの前後で子どもの強迫性障害の重症度を定量的に示す客観的症状評価尺度である Children's Yale-Brown Obsessive Compulsive Scale（CY-BOCS：Scahill, Riddle, McSwiggin-Hardin, Ort, King, Goodman, Cicchetti, & Leckman, 1997）の日本語版を実施した。評価は原則として介入者と同一の人物が行った。

5-2-4. 分析方法

介入担当者に併発症，性別，年齢，強迫症状といった臨床特徴に加え，強迫症状の内容，実施した介入方法，ケースの特徴についての報告を求め，それをまとめたものの中でも，CY-BOCSの評価が介入前，介入後ともに行われている者を分析の対象とした。

初めに，プログラムの前後でCY-BOCS全体の重症度が有意に変化しているか確かめるため，介入前後の得点の差を対応のあるt検定で比較した。次に，ERP以外に用いられた技法の傾向を知るために，ERPの実施の有無に分けて併用技法の傾向の記述統計を算出した。また，プログラムの効果に対する併発症および服薬の影響を調べるため，独立変数を併発症の有無，抗うつ薬の有無，抗精神病薬の有無と，従属変数をCY-BOCS全体の変化量とし，それぞれt検定を行った。最後に，介入効果に関係する要因を検討するために，CY-BOCSの変化量と，介入前のCY-BOCS下位項目の得点と併発症や用いた技法との相関を求めた。その上で，有意な相関がみられた変数を独立変数として，CY-BOCSの変化量と関係する要因を予測するステップワイズの重回帰分析を行った。すべての分析は，Statistical Package for the Social Science（SPSS）version 18を用いて行った。

5-2-5. 倫理的配慮

　本研究では，参加者の特徴理解及び症状と介入方針の関係を理解することを目的としていたため，後方視的な調査を実施するという手続きを取った。具体的には，文部科学省及び厚生労働省の疫学研究の指針（http://www.life-science.mext.go.jp/files/pdf/37_139.pdf, 2014年1月4日取得）に基づいて，該当する来談者について，すでに臨床上の必要性から作成されているケース記録から，事例担当者の協力を得て分析に用いた情報を抽出した。不明点については，再び事例の担当者に確認を取った。また，本調査の実施に当たっては，①調査対象者が多数存在すること，②匿名性の高い情報のみ調査・解析の対象としていること，③既に存在している記録の二次的な利用であり，調査を実施することで新たに調査参加者に負担をかけることがないことから，個別に同意を取る必要性はないと判断された。そのため，上述した厚生労働省の疫学研究の指針に則り，東京大学心理教育相談室のホームページにおいて，調査の概要について明示し，調査への参加の拒否を調査対象者が行える自由を確保した。

　ただし，吉田ら（2014）の研究でも報告された来談者のデータはX年〜X＋2年3月までに来談した者を対象としており，プログラム開発研究の実施時期に行われた介入であった。そのため，全ての参加者は事前に研究の趣旨についての説明を受け，同意書に保護者からの署名を得ている。なお，本研究は東京大学教育学研究科倫理委員会および東京大学ライフサイエンス研究倫理支援室によって承認を受けて行った。

5-3. 結　果

5-3-1. 全体の結果

　分析の対象となった者は37名であったが，うち1名はCY-BOCSの強迫観念と強迫行為の下位項目のデータが欠損していたため，除外した36名を対象として分析した。対象者の基本属性をTable 5-2に示した。対象者36名の平均年齢は14.1［$SD=3.2$］歳，男性が22名であった。介入前におけるCY-BOCSの重症度得点は，平均値が23.4点であった。36名全体で介入前後のCY-BOCSの重症度得点を比較した結果，介入後の得点は38.0％減少し，有意な改善が確認された（介入前得点：$M=23.4$，$SD=5.9$，介入後得点：$M=14.5$，$SD=7.7$，統計値：$t=8.35$，$df=35$，$p<.001$）。

　36名のうちERPを実施したのは31名であり，5名にはERPを行わずその他の介入を介入者が選択していた。ERP非実施群5名の主たる強迫症状の内容は，確認強迫が2名，強迫性緩慢が1名，汚染強迫が2名であり，併発

Table 5-2. 対象者の属性

年齢	$M=14.1$	$SD=3.3$
性別（男性：女性）	22：14	
CY-BOCS得点	$M=23.4$	$SD=5.9$
強迫観念	$M=11.5$	$SD=3.3$
強迫行為	$M=11.9$	$SD=3.0$
併発症		
チック	3	(8.3％)
自閉症スペクトラム障害	3	(8.3％)
その他 [a]	4	(11.1％)
抗うつ薬	10	(27.8％)
抗精神病薬	5	(13.9％)

a. その他の内訳は，抑うつ状態（2名），ADHD（1名），統合失調症（1名）であった。

症として1名が自閉症スペクトラム障害，1名が気分障害を有していた。また，1名が境界知能であった。ERPに替わる介入法として，確認強迫を有する2名と汚染強迫を有する1名には認知療法を実施していた。また，2名には家族調整を実施し，そのうち強迫性緩慢を有する1名にはプロンプティングとシェイピングを行っていた。ERPを実施した群において，併用された技法は認知療法が5名（16.1%），家族調整が16名（51.6%），環境調整が5名（16.1%），プレイセラピーが4名（12.9%），その他が4名（12.9%）であった。その他に含まれていた技法は，心理教育（2名），注意訓練，行動介入（それぞれ1名）であった。

5-3-2. 介入効果に影響する要因の検討

併発症の有無により CY-BOCS 得点の変化量が異なるかどうかを検討したところ，併発症がある群のほうが変化量が低い傾向がみられた（併発症有群（$n=10$）：$M=6.3$, $SD=6.3$, 併発症無群（$n=26$）：$M=9.9$, $SD=6.3$, 統計値：$t=1.81$, $df=34$, $p=.08$）。また，抗うつ薬の有無および，抗精神病薬の有無でCY-BOCS 得点の変化量が異なるか検討を行ったところ，両者ともに有意差は見られなかった。

併発症の中でも，人数が比較的多かった自閉症スペクトラム障害を併発するものとそうでないものを比較したところ，介入効果の差が確認された（併発有：CY-BOCS 変化量 $=0.7$, $SD=8.5$, 併発無：CY-BOCS 変化量 $=9.6$, $SD=5.8$, $t=2.5$, $df=34$, $p=.02$, Figure 5-1）。人数に大きな偏りがあったため，ローデータを確認したところ，1名，介入後のCY-BOCS 得点が上昇している者がおり，「症状への自覚が介入後に高まったため，CY-BOCSの得点が上昇した」という指摘がみられた。チック障害を有するものでは，併発の有無による効果の差はみられなかった。

最後に，前項の分析結果をうけて，自閉症スペクトラム障害を併発していた3名を除外して，CY-BOCS 得点の変化と関連する要因を検討した。介入

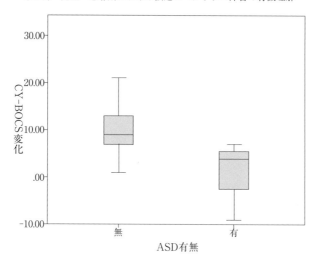

Figure 5-1. 自閉症スペクトラム障害併発の有無についての検討
(併発有は 3 名, 無は33名)

前の CY-BOCS の下位項目, 併発症, 年齢と CY-BOCS 変化量との相関を求め, 関連がみられた変数を従属変数としたステップワイズの重回帰分析をおこなった。分析の結果, 年齢の低さ ($r=-.36$, $p=.04$), 介入前の強迫行為への苦痛の高さ ($r=.43$, $p=.01$), 介入前の強迫行為の制御の難しさ ($r=.40$, $p=.02$) に有意な相関がみられた。ステップワイズの重回帰分析の結果, このうち, 年齢と強迫行為への苦痛の高さが CY-BOCS の変化を予測する変数として残存し, 全体の分散の26%を予測した (Table 5-3)。

5-4. 考　察

本研究では, 児童・思春期の強迫性障害に対する CBT プログラムの効果を探索的に検討し, その効果と関係する要因を明らかにすることを目的としていた。その結果, ①児童・思春期の強迫性障害に対して ERP を中心とした認知行動療法が有効であること, ② ERP には家族調整を併用しているこ

第5章　認知行動療法の効果に関係する要因の検討（研究1）

Table 5-3. 重回帰分析の結果

		B	SEB	β	t値	p
1		1.9	3.1		.62	.54
	行為への苦痛	2.8	1.1	.43	2.7	.01
	Radj 2	.16				
2		10.6	4.8		2.2	.04
	行為への苦痛	2.8	1.0	.42	2.8	.01
	年齢	-.60	.27	-.35	-2.3	.03
	Radj 2	26				

とが多かったこと，③自閉症スペクトラム障害の併発や，介入前の強迫行為に対する苦痛の高さ，年齢が，介入効果に影響する要因であることが示唆された。以下に，それぞれについて述べていく。

5-4-1. 認知行動療法プログラムの効果

介入前後の強迫症状得点の変化から，本研究で実施したプログラム全体としての効果があることが示された。介入前のCY-BOCS得点から38.0％の強迫症状が軽減し，効果量は1.28という値が得られた。これは，Table 4-2に示した先行研究の値（0.78-1.98）と同程度の値であった。本研究はあくまで大学院生の研修機関において，学生を中心に行われていたことから，臨床経験の長さを問わず，一定程度のトレーニングにより児童・思春期の強迫性障害に有効なCBTの実践が可能だということが本研究によって一定程度示すことができたといえるだろう。しかし，本研究は統制群を設定していないため，あくまでこの有効性や効果量の値は探索的なものである。

また，本研究で併用した技法として最も多く挙げられていたのは家族調整であった。これは児童・思春期の強迫性障害の特徴の一つを反映していると考えられる。家族の巻きこみの程度や巻きこみによるストレスが高いと治療反応が悪くなる（Storch, Merlo, Larson, Marien, Geffken, Jacob, Goodman, & Murphy, 2008)という報告，家族の巻き込みの程度は機能障害と関係しており，家族調整や家族の参加の下で CBT を実施することが有効だと示唆する報告 (Storch, Geffken, Merlo, Mann, Fuke, Munson, Adkins, Grabill, Murphy, & Goodman, 2007；Freeman, Garcia, Coyne, Ale, Przeworski, Himle, & Leonard, 2008)が，児童・思春期強迫性障害を対象とした研究では存在している。また，前章でも指摘した通り，家族の関与の度合いが高いほど介入効果がより得られると指摘するメタ分析も存在し（Sánchez-Meca et al., 2014)，こうしたエビデンスとも合致した対応がなされていると考えられた。

5-4-2. 治療効果と関係した要因

　CY-BOCS の変化量と関係する要因を検討した結果，自閉症スペクトラム障害を併発している場合には，症状が改善しにくいことが示唆された。この結果には，介入後のほうが症状や自らの状態の言語化が可能になったため，CY-BOCS 得点が高く評価されてしまったものが1名おり，その影響が大きいと考えられる。こうした測定の難しさそのものが，自閉症スペクトラム障害を併発する者の自己認知の難しさをはじめとした特徴を反映している可能性がある。自閉症スペクトラム障害を併発する者を対象に不安のマネジメントによる介入と ERP による介入を RCT により比較した Russell, Jassi, Fullana, Mack, Johnston, Heyman, Murphy, & Mataix-Cols（2013）の研究では，両群ともに強迫症状が改善し群間に有意差がみられなかったことを示唆するとともに，臨床家が評価する CY-BOCS と本人が自記式で回答する症状重症度の間の相関は弱く，自記式の症状変化は小さかったことを指摘している。また，Scahill, McDougle, Williams, Dimitropoulos, Aman, McCracken, Tierney, Arnold, Cronin, Grados, Ghuman, Koenig, Lam, McGough, Posey, Ritz, Swiezy, & Vitiellol (2006)は自閉症スペクトラム障害に特有の反復行動は，本人にとっては制止されなければ苦痛を伴わないものであり，特有の行動であることに注目し，自閉症スペクトラム障害に特化した繰り返し行動に注目

した CY-BOCS-PDD を作成している。こうした先行研究を受けて，自閉症スペクトラム障害を併発している場合，周囲から見た本人の辛さや症状と本人の主観的な捉え方が異なる可能性も指摘されており（小倉・野中・砂川・矢野・下山, 2014），発達障害を有する者に特有の強迫症状の特徴の理解やそれへの支援が求められると考えられた。

　自閉症スペクトラム障害を有する者を除いて，介入効果に寄与する要因を検討したところ，強迫行為に対する苦痛の程度と年齢の低さが関連していることが明らかとなった。動機づけの低さが子どもの強迫性障害に対するCBT の効果を低減させることが報告されており，自身の症状理解や，介入参加への意思を確認することを含む動機づけ面接を，CBT と併用することが有効であると指摘されている（Merlo, Storch, Lehmkuhl, Jacob, Murphy, Goodman, & Geffken, 2010）。本研究の結果から，介入前に強迫行為に対する苦痛が強く認識されている場合，介入に対する動機づけが高まり，効果につながるものと考えられた。

　年齢の低さも強迫症状の改善を予測する変数の一つとして残存していた。Ginsburg, Kingery, Drake, & Grados（2008）による文献検討では，12の認知行動療法，薬物療法の効果研究のうち，1つの薬物療法による効果研究しか年齢の影響を示唆しておらず，児童・思春期強迫性障害の中では，児童期であれ，思春期であれその効果はわからないことが示唆されている。本研究の対象者のうち，10歳以下の者は5名該当し，いずれの対象者も併発症を有していなかった。こうした症状の出現後すぐに来談し，併発症も有していないような事例は，家族も支援に積極的である可能性も高い。こうした本研究の対象者の特徴が効果に影響した可能性があり，結果の解釈は慎重に行う必要があるだろう。

5-5. 本研究の限界

　本研究では3つの限界がある。第一に，研究デザインの厳密さである。本研究では，たとえ臨床経験が長くない学生であっても，一定の訓練と環境によって児童・思春期強迫性障害に対して認知行動療法を実践し，効果を得ることができるのか検討することも一つの目的であった。介入者は学生であり，その訓練も兼ねた環境での実践であったため，統制群を設けて比較することは実施しなかった。そのため，本研究の結果から本研究で用いたプログラムが有効だったと結論づけることは難しい。今後は，統制群を設けるなどより厳密なデザインで効果の検討を行い，薬物療法や他のプログラムとの有効性の比較を行う必要がある。第二に，本研究では，介入の実施者とCY-BOCSの評価者が同一の人物であった。客観的な評価を各々が心掛けていたとしても，介入後のCY-BOCS得点が低めに評価されやすい状況での評価であったことは確かである。今後は，独立した評価者による介入効果の検討が求められる。第三に，本研究の対象者はCY-BOCSによる評価が介入の前後で行えたものに限定していた。しかし，強迫症状を主訴に来談したものの，他の主訴への支援を中心に取り組んだ事例もあると考えられる。こうした本研究では除外された対象者が，どのような属性を有しているのか検討することは，児童・思春期の強迫スペクトラム障害を理解する上で重要だと考えられる。この点については次章で取り上げることとする。

第6章 児童・思春期における強迫スペクトラム障害の特徴の分析（研究2）

　本章では，我が国の児童・思春期における強迫スペクトラム障害の特徴を理解することを目的として，強迫症状を主訴に来談した者の属性の分析を行った。49名の来談者が分析の対象となった。その結果，症状の種類によって様々な属性や選択される介入が異なることが示された。また，併発症を有している者は，その臨床症状が併発症を有しない者と異なっていた。介入効果の差自体は確認されなかったチック障害であっても，実際には症状ディメンジョンごとに異なる介入を選択した結果得られた介入の効果であると考えられた。

6-1. 問題と目的

　研究1では，児童・思春期強迫性障害に対する認知行動療法のプログラムの有効性の検討を行い，介入効果に関係する要因の検討を行った。その結果，ERPを中心とした介入方法の有効性が示唆されるとともに，家族調整をはじめとした工夫の重要性が指摘された。また，自閉症スペクトラム障害を有している場合には，CY-BOCSで測定された強迫症状の変化得点が低いなど，特別に配慮した介入やさらなる研究が求められることが示された。研究1では，CY-BOCSによる評価が介入の前後で行われていた者のみを対象としていたが，こうした併発症を有する者は，主訴の変更などによりプログラムを完了せず，分析対象に含まれていなかった可能性がある。そのため，強迫スペクトラム障害を有する対象者全体の特徴を研究1だけで理解できたとはいい難い。

そもそも，効果研究を行う際には，仮説に基づいてある症状への効果を正確に測定する必要がある。そのため，研究対象から除外される疾患罹患者も少なくない。例えば，POTS（2004）の研究では，研究対象者の除外基準として，他の併発症（大うつ病性障害，主診断がトゥレット障害，広汎性発達障害，精神病，他の精神疾患のための治療を受けている）の存在，強迫性障害に対して2回薬物療法を失敗している場合，1回 CBT に効果を示していない場合などが挙げられている。メタ認知療法と ERP の効果を比較した Simons, Schneider, & Herpertz-Dahlmann（2006）の研究では，知的な遅れの存在，自閉症，精神病圏，現在薬物療法を強迫性障害に対して受けている者が除外基準とされている。Family-Based CBT の有効性を検討した Barrett et al. (2004) の効果研究においても，多くの併発症（大うつ病性障害，ADHD を始めとした行動障害，トゥレット症候群，広汎性発達障害，統合失調症，知的な遅れ）は除外の対象とされている。このように，併発症がある場合や他の治療を受けても反応が十分ではない対象は効果研究から除外される傾向がある。効果研究では行った介入の有効性を明確に示すことが目的となるため，こうした手続きは不可欠ではあるが，実際の臨床場面とのかい離が生じる可能性は高くなるだろう。Eddy et al. (2004) は上記の問題意識から，過去の介入効果研究でどのような対象が除外されているのか，また治癒率や寛解率など，通常のメタ分析では扱われにくい変数のメタ分析を行った。1980年から2001年の文献を対象とした結果，行動療法や認知行動療法による介入効果を報告している研究の多くは除外された者の人数を示していなかったという事実に加え，報告されていた研究の結果からはおおよそ52.6％の者が除外されており，しばしば併発する問題（大うつ病性障害や全般性不安障害，物質依存など）を伴う対象が含まれていないことを示唆した。

　類似した問題意識から，あくまで"自然"な文脈で強迫性障害患者の特徴を把握し，治療成績と関連する要因を検討した研究として Masi, Millepiedi, Mucci, Bertini, Milantoni, & Arcangeli (2005) の調査がある。Masi et al.

(2005) は，RCT によって示された有効性のある薬物療法や介入技法について，日常の中で用いられたことによる効果を体系的に検討する必要性を指摘し，児童・思春期強迫性障害に対する薬物療法の日常の臨床場面での有効性を検討した。94人の患者を対象とした分析を行った結果，併発症を有する者の割合が来談者の67％にも及ぶこと，3分の2程度の者が治療により改善していたがSRI単剤での治療は難しいことなどの特徴が示唆されていた。以上から，併発症を有する者は実際の来談者の中で高い割合を占め，実際の治療場面では第一選択の治療だけでは改善が難しいなど，統制された研究だけでは見えてこない特徴があると考えられる。

以上の問題意識から，本研究では強迫症状を主訴として来談した者の属性を分析し，研究1で得られた結果の解釈及び我が国の児童・思春期の強迫スペクトラム障害の特徴理解に寄与する知見を提供することを目的とした。そのために，プログラムを申し込んだ来談者の基礎属性を検討するとともに，併発症を有する者の特徴を後方視的に検討することとした。

6-2. 方　　法

6-2-1. 対　　象

対象は，A大学附属相談室にて強迫性障害への認知行動療法プログラムへの参加を希望した後に，申込みを受け，受付面接を実施した者であった。調査期間はX+3年3月からX+4年10月までのおおよそ1年半であった。この調査時期は，臨床研究の実施を目的に無料で介入を実施していた時期を終了した期間であり，吉田ら（2014）の研究と対象者が重複しないように設定された。

この調査時期に設定した理由として，①プログラムの適用とならなかった対象者も含めた特徴の理解を目指すため，申し込み時点での援助枠が有料か

無料かという条件を統一するほうが適していると考えられること，②後方視的に調査を行うため，事例担当者が在学中または卒業後時間が経過していないほうが望ましいと考えたからであった。

6-2-2. 調査項目

①性別，②年齢，③主訴，④強迫症状のディメンジョン（種類），⑤診断（強迫性障害の診断有無，その他の診断），⑥服薬の有無及び種類，⑦CY-BOCSの介入前後の得点，⑧選択した介入方法について調査を実施した。

6-2-3. 手続き

本研究も過去の来談者の臨床記録の二次的な利用によって分析するデータを抽出した。倫理的配慮や手続きは5-2-5と同様であった。

6-2-4. 分析手順

まず，性別，年齢などの基礎属性について記述統計を算出した。次に，CY-BOCSを介入前に実施していた者と，実施していない者で，属性や強迫症状の重症度に差異があるかどうかを比較した。CY-BOCSを実施していない者は強迫症状以外の主訴を抱えているなどの何らかの特徴を有する可能性があること，研究1で分析から除外された対象者であることが理由であった（結果では，CY-BOCSを介入前に実施した者をプログラム適用群，していないものをプログラム非適用群と記載した）。

分析を進めるにつれて，症状ディメンジョンの差異が様々な臨床特徴の違いと関係していることが示された。そのため，介入技法や併発症といった変数が，症状ディメンジョンごとに異なるかを比較した。

いずれの分析においても，量的変数は独立したt検定を，質的変数はサンプル数を考慮して，Fisherの直接確率法を用いて分析を行った。また，分析にはSPSS ver.18を用いた。

6-3. 結　果

6-3-1. 記述統計

　対象となったのは49名分のデータであった。基本属性を Table 6-1に示した。49名のうち，介入前に CY-BOCS を実施していたものは33名であった（67.3%）。介入前の CY-BOCS 得点は21.6点［SD＝7.5］であった。

　来談時の強迫症状の種類のうち，強迫観念が確認できない，または明確化できないものが6名（12.2%）いた。強迫観念では汚染の強迫観念が最も多く，31名（63.3%）にみられた。次に多いのは加害強迫であり，14名（28.6%）にみられた。汚染や加害以外の強迫観念も18名（36.7%）に認められた。強迫行為が確認されないものは3名（6.1%）であった。最も多い強迫行為は確認行為であり（33名，67.3%），次いで洗浄行為であった（30名，61.2%）。確認行為や洗浄行為以外の強迫行為はおおよそ半数（25名，51.0%）に認められ，

Table 6-1. 対象者の基本属性（n＝49）

年齢	12.6	［3.1］
男女比	32：17	（65.3：34.7%）
強迫性障害の診断有無	28	（57.1%）
その他の診断有無	13	（26.5%）
自閉症スペクトラム障害	7	（14.3%）
チック障害	3	（6.1%）
その他 [a]	4	（8.2%）
服薬有無	19	（38.8%）
遺伝負因有無 [b]	12	（24.5%）

＊［　］は標準偏差，%は有と回答した人数の全体に対する割合を示した。
a. その他は，摂食障害，抑うつ状態，不安障害，ADHDが1名ずつであった。
b. 遺伝負因については1名が不明。

そのうち儀式行為は16名 (32.7%), 反復行動は9名 (18.4%) に確認された。

6-3-2. プログラム適用に影響した要因

介入前の CY-BOCS を実施した対象者 (プログラム適用群) と実施しなかった対象者 (プログラム非適用群) で属性の違いを比較した。その結果, 基本属性はプログラム適用群と非適用群の差異とは関連がないことが示唆された。しかし, 強迫症状のディメンジョンごとの関係を検討した結果, 汚染の強迫観念と洗浄の強迫行為がある場合に, プログラム適用群の割合が増えることが示唆された。また, 強迫観念または強迫行為が見られない場合には, CY-BOCS を行わない傾向が高まることが示された (Table 6-2)。

プログラム適用の有無には汚染の強迫観念及び洗浄の強迫行為が関係していたことから, 症状ディメンジョンに焦点を当てて, 来談時属性との関係を検討した。その結果, 汚染や洗浄にまつわる強迫症状ではなく, 儀式的強迫

Table 6-2. プログラム適用有無による比較

	適用 ($n=33$)	非適用 ($n=16$)	p^a
年齢 [SD]	13.0 [2.9]	11.9 [3.5]	.28
性別 (男:女)	22:11	10:6	1.0
服薬 (有:無)	10:23	9:7	.12
強迫性障害診断 (有:無)	15:18	13:3	**.03**
併発症 (有:無)	9:24	4:12	1.0
強迫観念 (有:無)	32:1	11:5	**.01**
汚染	24:9	7:9	**.06**
加害	7:26	7:9	.18
その他	13:20	5:11	.75
強迫行為 (有:無)	33:0	13:3	**.03**
洗浄	24:9	6:10	**.03**
確認	23:10	10:6	.75
その他	18:15	7:9	.55

a. p 値として, 量的変数は独立した対象の t 検定, カテゴリカル変数は Fisher の直接確率法による検定結果の値を記載した。$p<.10$ を太字で表記。

行動の有無によってさまざまな属性に違いがみられた。具体的には，儀式的行動があるものは，①強迫性障害の診断を正式に受けている者の割合が少ない（$p=.07$），②併発症を有している者がいない（$p<.01$），③女性に多い（$p=.05$）という傾向がみられた。なお，儀式的強迫行動に分類された症状の例としては，「本の読み返し」「文字を書いたり，消したりを繰り返す」「手をグーッと握っている」といった何らかの不安感に対して，儀式的に行動を繰り返す行為が分類されていた。また，介入前の強迫症状の重症度の差異を検討した結果，症状ディメンジョンによる差異は見られなかった。

介入技法の選択と症状ディメンジョンの関連を検討したところ，加害の強迫観念を有する者へは認知療法を併用することが多かった（$p<.01$）。また，汚染の強迫観念を有する者に対しては家族調整を併用しない者の割合が高い傾向がみられた（$p=.10$）。

6-3-3. 併発症ごとの特徴

併発症の中でも割合が多かった自閉症スペクトラム障害とチック障害を中心に，併発症を有する者の特徴を検討した（Table 6-3）。症状ディメンジョンごとの特徴を検討した結果，自閉症スペクトラム障害を有する者は汚染や洗浄の強迫症状を有する割合が高いことがうかがえた。洗浄行為や確認行為以外の強迫行為の有無を検討した結果，自閉症スペクトラム障害を有する者は有さない者に比して，有意にその他の強迫行為を有さないという結果であった（Fisherの直接法：$p=.05$）。チック障害を併発していた3名は，全体としては併発症がない者と同様の傾向がみられた。しかし，その他の症状の内訳をみると，反復行動が有意に割合が高い傾向があることが示唆された（Fisherの直接法：$p=.08$）。チック障害でその他の症状に分類されたものは2名（67%）ともに反復行動であったのに対して，併発症なし群では6名（17%）にとどまっていた。

Table 6-3. 併発症ごとの症状の特徴

併発症	観念			行為		
自閉症スペクトラム障害（7名）	汚染	6	(86%)	洗浄	6	(86%)
	加害・攻撃性	2	(29%)	確認	5	(71%)
	その他	1	(14%)	その他	1	(14%)
	無	1	(14%)	無	0	(0%)
チック障害（3名）	汚染	2	(67%)	洗浄	2	(67%)
	加害・攻撃性	2	(67%)	確認	2	(67%)
	その他	0	(0%)	その他	2	(67%)
	無	0	(0%)	無	0	(0%)
その他（4名）	汚染	2	(50%)	洗浄	2	(50%)
	加害・攻撃性	0	(0%)	確認	3	(75%)
	その他	2	(50%)	その他	2	(50%)
	無	1	(25%)	無	0	(0%)
併発症無（36名）	汚染	22	(61%)	洗浄	21	(58%)
	加害・攻撃性	11	(31%)	確認	24	(67%)
	その他	15	(42%)	その他	21	(58%)
	無	4	(11%)	無	3	(8%)

6-3-4. 具体的な経過の検討―チック障害を併発した事例から

　以上の知見から，併発症ごとに有している症状特徴に差異があると考えられた。研究1の結果から，自閉症スペクトラム障害を有する場合にはそもそもの症状の認識や測定に差異があると考えられている。では，チック障害を併発している事例にはどのような特徴がみられるのだろうか。最後に，本研究の知見を質的に理解するために，チック障害を併発する事例を2つ検討した。なお，本書への掲載については，別途許可を得た。

事例①：中学生，男子（チック障害を併発）

　小学生の時に，チック症状がひどかった時期があり，音声チックも運動チックもひどくトゥレット症候群の診断を受けていた。チック症状は落ち着いたがその後，強迫症状として汚染の強迫症状（汚いと感じる場所を触れず，

回避する，など），戦争などの不快な映像・文章の回避，繰り返し行動を中心とした強迫症状（洋服の着脱，部屋の出入りの繰り返し，母親への確認など）が生じたため，母親が行動療法をしている場所をインターネットで探し来談した。

相談室では，まずは汚染の強迫症状に対する相談室近辺でのERPによる介入を行い，汚染の強迫症状の改善が確認された。自分にとっての不快な映像・文章もERPによって克服出来た。しかし，自宅における繰り返し行動は残存した。明確な観念が確認されない症状ではあったが，ERPの手続きにのっとった心理教育と自宅でのホームワークによる介入を通して，徐々に対処していく感覚を身につけていき，症状自体は残存していたが本人が困らなくなったため終結となった。

事例②：高校生，男子（チック障害と自閉症スペクトラム障害を併発）

トゥレット症候群と自閉症スペクトラム障害，強迫性障害の診断を有していた。来談時は「ほこりを妙に気にする」「親への頻繁な確認をする」といった強迫症状が確認された。しかし，自傷を伴う運動チックのほうが親子ともに困っていたため，強迫症状に対するERPを行うのではなく，本人面接ではハビット・リバーサルに基づいた介入や，ストレスの原因となる対人関係の問題を取り上げた。また，母親との間ではチック症状と自閉症スペクトラム障害の傾向，強迫症状が複雑に絡み合っている状態であったため，その整頓と対応についての相談を行った。症状の改善よりも，対人スキルの向上や発達障害としての理解や今後の支援について，進路も含めた現実場面への支援を考えていくこととなった。

6-4. 考　察

本研究では，強迫症状を主訴に来談した者の特徴の分析を行った。その結果，①強迫性障害の診断を持たないものが，強迫症状の改善を求めて来談す

ることが珍しくなく，その際には儀式的行動を症状として有していることが多いこと，②症状ディメンジョンに応じた特徴の差異がみられること，③併発症ごとに有する特徴が異なり，支援の際には本人の症状に応じたアプローチも併用されていたことが示された。以下，それぞれについて述べていく。

6-4-1. 来談者の特徴

　まず，本研究の対象者の特徴の1つに，強迫性障害の診断を持たない者が多かったことが挙げられる。これは，本研究のような相談機関のほうが来談への敷居が低いという要因に加えて，診断が明確につく程度ではないが閾値下の症状に悩むものたちも来談したため，診断を持たない来談者が半数を占めるという結果につながった可能性がある。先行研究では，児童・思春期における強迫症状の存在は，後の強迫性障害の発症につながる可能性が指摘されている。Fullana, Mataix-Cols, Caspi, Harrington, Grisham, Moffitt, & Poulton（2009）は，コホート調査を解析する中で，強迫観念か強迫行為のどちらかを有し，それらによって支障が生じることは一般人口の2割程度にみられることを示すとともに，11歳時点での強迫症状の存在が，26歳時点で強迫性障害の診断を受けているかどうかを高い確率で予測することを示唆している（Odds ratio = 5.90, Fullana et al., 2009）。40歳以降に初めて強迫性障害と診断された群の特徴について検討した Frydman, do Brasil, Torres, Shavitt, Ferrão, Rosário, Miguel, & Fontenelle（2013）のブラジルの大規模データベースの解析結果からも，10年以上の閾値下の強迫症状の存在は強迫性障害と診断される要因の一つだと指摘している。Leckman et al.（2009）はこうした結果を受けて，閾値下の強迫症状についての調査を進める必要があると指摘している。また，Fernández, Micali, Roberts, Turner, Nakatani, Heyman, & Mataix-Cols（2013）の調査では，思春期から前青年期ごろまでの約5年間の追跡調査の結果，症状が改善した場合を除けば，症状ディメンジョンの中での症状の変動は多くみられるが，症状ディメンジョンが移行するこ

とは少ないことを示しており，ある症状が出現した時にその症状への対処を身に着けておくことは，その後の再発予防の観点からも有用だとしている。こうした縦断データの十分な蓄積はいまだなされていないが，閾値下の強迫症状を有することが後の強迫性障害の発症につながる可能性があるのであれば，早期の段階で，それぞれの症状のタイプに応じた対処法・治療法を伝え，身につけることを促すことは，後の強迫性障害の発症を防ぐ可能性もある。こうした予防を意図した関わりが有効かどうかの検討も，今後は求められるだろう。

6-4-2. 症状ディメンジョンごとの検討の必要性

本研究の結果から，強迫症状の中でも汚染の強迫観念を有している場合，介入前のCY-BOCSを実施する者の割合が高くなることが示され，まずは強迫症状を主訴に問題に取り組むことが多いことが示唆された。それとともに，汚染や洗浄の症状に対しては家族調整を併用しないことが多く，加害の強迫観念がある場合には認知療法を併用する場合が多かった。以上から，汚染や洗浄の強迫症状に対しては，第一選択であるERPが有効な強迫症状だと見立てられることが多く，それに比して，その他の症状に対しては，家族調整を併用したり，認知療法の併用をしたりすることが必要になると考えられた。

こうした傾向は強迫性障害のサブタイプに応じて治療法を選択する必要性を示唆した研究の結果を反映していると考えられる。March et al.（1997，大野訳，1999）によるエキスパートによるガイドラインにおいても，ERPと認知療法どちらが優先されるかは，症状によって異なると指摘している。March et al.（1997，大野訳，1999）によれば，認知療法は，几帳面さや道徳的罪責感，病的な疑い深さに特に有効であるのに対して，ERPは汚染などに対する恐怖，対称化の儀式，数かぞえ／反復，ためこみ，攻撃的衝動に対して特に有効だと示唆している。こうした指摘からは，観念が中心となる場

合には認知療法を併用することが有効だと考えることもでき，本研究の結果と部分的ながら合致している。本研究のプログラムは，それぞれの対象者に合わせてケース・フォーミュレーションを行い，介入方法を選択していく，という特徴を有しているためにそれぞれの事例で行われた工夫だと考えられるが，こうした症状の種類が介入効果に及ぼす影響の大きさを考慮して，各技法の有効性について検討することが，求められるだろう。

6-4-3. 併発症ごとの特徴の差異

併発症ごとの特徴を検討した結果，自閉症スペクトラム障害やチック障害を有する者は併発症を有しない者と，有している症状ディメンジョンが異なることが示唆された。自閉症スペクトラム障害を有する者において，有意に汚染や洗浄の強迫症状を有する割合が高かった理由は，前節で述べたとおり，強迫症状の中でも ERP が有効な症状だと判断されることが多いからだと考えられる。特に既に診断を有している対象者が認知行動療法を希望して来談する場合には，主治医により認知行動療法が有効だと判断された結果である可能性が高い。こうした選択バイアスによる結果だと考えられる。

一方，チックを併発する対象者は反復行動を伴う傾向が強いことが示された。これは，チック関連の強迫性障害では衝動を先行するような対称性を求める儀式行動がみられることが多いという先行研究の指摘とも合致している (Leckman et al., 2010)。チックを併発している場合, SSRI による薬物療法の効果は得られにくくなることが示唆されているが，認知行動療法の効果は変わらないというメタ分析の結果がある (March et al., 2007)。しかしながら，実際の事例をみてみると，汚染の強迫症状に対する効果は変わらなかったものの，自我違和感の低い反復行動に対しては，ERP の効果は明確ではなかったことがうかがえる。こうした衝動性を伴う行動に対する介入の必要性から，チック関連の強迫性障害においては時に，ハビット・リバーサルのような介入が有効だと指摘されてきた。こうした併発事例への介入は十分な知

見が蓄積されているとはいいがたく，実践の報告から実証研究まで幅広い研究が今後は求められるだろう。

6-5. 本研究の限界と今後の展望

　本研究には以下の限界がある。第一に研究デザインの問題である。本研究で用いたデータはあくまで後方視的な調査であり，介入の効果には様々な要因が影響していると考えられる。今後は介入者の見立て方やその治療仮説を分析するなど，より介入者の視点を質的に理解する研究が求められる。第二に，サンプル数の少なさである。児童・思春期強迫性障害を対象とした調査としては，我が国の中でもサンプル数は多い方だと考えられるものの，諸外国に比べると十分ではない。今後は多施設を対象とした研究によって，我が国の児童・思春期における強迫スペクトラム障害の傾向を把握することが必要だと考えられる。

6-6. 第2部のまとめと第3部に向けて

6-6-1. 第2部から得られた示唆

　第2部を通して以下の知見が得られた。
　まず，研究1（第5章）の結果，ERPに基づいたプログラムの有効性が示唆されるとともに，家族調整が最も多く付与される技法であること，介入前の強迫行為への苦痛と年齢が介入効果に影響していることが示された。加えて，自閉症スペクトラム障害を有する者は，強迫症状の変化が小さく，そもそも測定方法も含めた工夫が求められるなど独自の経過をたどっている可能性が示唆された。
　研究2（第6章）の結果からは，強迫性障害の診断を持たない来談者が半

数をしめており，閾値下の強迫症状に対する支援が今後求められることが示唆された。加えて，汚染や洗浄の強迫を有する者は，強迫症状に焦点を当てた介入が行われることが多いこと，加害の強迫観念を有する者には認知療法が併用されることが多いことなど，症状ディメンジョンに応じた特徴や受けてきた支援の差異がみられた。また，自閉症スペクトラム障害やチック障害のような併発症を有する者は他の来談者と異なる傾向を有しており，併発症を有している場合に強迫症状に対してどう支援していくのか，他の障害を併発している者に対する支援をどう発展させていくかが重要だと考えられた。

以上の研究を通して明らかになったことをまとめると，①児童・思春期強迫性障害に対して認知行動療法が有効であることが確認され，②汚染や洗浄のような強迫症状に対しては積極的に ERP で介入がなされていたが，それら以外の症状を有する対象にはさらなる工夫が求められることが示された。加えて，③閾値下の強迫症状を抱えて来談するケースの多さや，自閉症スペクトラム障害やチック障害を併発する者の経過の特殊性から，他の主訴に併発して強迫症状を抱えているような事例に対する援助の発展が求められること，が示されたといえるだろう。

6-6-2. チック障害への着目

第2部で得られた知見から，他の障害に併発している強迫症状に焦点を当てた検討を行う必要性が高いと考えられた。併発率が高く，かつ独自の特徴を有するのは自閉症スペクトラム障害とチック障害だと研究1と研究2によって示されたため，第1部で指摘したような，Motoric OCSD に対する支援の必要性が，我が国の対象者においても確認できたといえるだろう。中村(2006)は，洗浄や確認強迫のような典型的な強迫性障害に向けた治療よりも，その強迫症状が何らかの生理的興奮や嗜好と重なってしまう時にうまくいきにくいと自らの臨床経験から述べており，衝動制御の問題を伴う場合，従来の強迫性障害や不安障害への支援に準じた方法では改善が難しいと考え

第6章 児童・思春期における強迫スペクトラム障害の特徴の分析(研究2)

られる。こうした衝動制御を問題の基盤として有する対象の中でも,チック障害はその症状が目に見え,かつ児童・思春期において強迫性障害との連続性が示唆されている。そのため,感覚や衝動を基盤とした強迫症状に対しての支援を発展させるためにも,第3部ではチック障害の中でも特に,強迫性と衝動性を共に有するトゥレット症候群に焦点を当てることとした(Figure 6-1)。

第3部の目的は,以下の2点である。第1の目的は,Motoric OCSD の代表として,トゥレット症候群を中心としたチック障害への支援に寄与する知見を提示することであった。その際に,第2部の結果では通常の ERP の手続きで改善することが難しい症状に対して,家族調整が求められたり,本人の特性に注目した支援が特に必要となる可能性が示されていたことから,そうした工夫がチック障害においても求められるのかも検討することとした。第2の目的は,チック障害に併発する強迫症状の影響について検討することであった。そこで,第3部では,まず,チック障害への支援をめぐる文献を概観し,着目すべき点やどのような研究が我が国で求められているのかを明らかにしていくこととした。

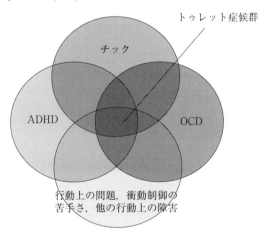

Figure 6-1. トゥレット症候群の位置づけ (Jankovic, 2001, 筆者訳)

第3部
衝動制御を目指した行動療法的アプローチ
―チック障害を対象として―

　第3部では，Motoric OCSD の中でもトゥレット症候群を中心としたチック障害を対象として，衝動制御を目指した行動療法によるアプローチを検討した。

第7章　チック障害への支援の概観

本章では,チック障害への支援の概要を示し,その中でも行動療法について近年の文献を概観することを通して,我が国ではどのような研究を行うことが求められるのかを検討した[2]。

7-1. チック障害とは

そもそも,チックとは,突発的で,素早く,一定のリズムなく繰り返される不随意の運動のことであり,この運動が発声に関わる筋肉群に起これば同様の特徴を持つ発声となるといわれている(金生,2006)。チックにもいくつか種類があるため,その概要を Table 7-1に示した。

チック障害の中でも,トゥレット症候群とは,複数の運動チックと1つ以上の音声チックが1年以上持続することによって診断される。DSM-5では,

Table 7-1. チックの種類 (Leckman, et al., 1989, 訳：YGTSS[a] 日本語版より作成。)

単純性運動チック ⇒急速で,突発的で,「意味のない」運動 まばたき,目の動き,鼻の動き,口の動き 顔しかめ,肩すくめ,腹部の緊張　　　など	単純性音声チック ⇒速く,「意味のない」音声 音声(「アッ,アッ」など),咳払い, 鼻をくんくんさせる,動物の声　　　など
複雑性運動チック ⇒より曖昧な,「目的性のある」運動 目の動き,口の動き,肩の動き,手の動き, 書字チック,ジストニー姿勢,屈曲・回転, コプロプラキシア(汚行動症),自傷行為　など	複雑性音声チック ⇒ことば：単語,語句,文章 音節,単語,コプロラリア(汚言症),エコラリア(反響言語),パリラリア(反復言語), 言葉に詰まる,しゃべり方がふつうでない など

a. YGTSSとは Yale Global Tic Severity Scale という半構造化面接式のチックの重症度の評価尺度である。詳細は8-2-2-1参照。

---

[2] 本章の内容は野中(2015)を元に,本書の構成にそって加筆・修正したものである。

チック障害は，Neurodevelopmental disorders という章の中でも Motor Disorders に位置づけられており，暫定的チック障害（Provisional Tic Disorder），慢性運動または音声チック障害（Chronic Motor or Vocal Tic Disorder），トゥレット障害（Tourette's Disorder），他の特定されるチック障害，特定不能のチック障害の5つに分類されている。

　暫定的チック障害は，18歳以前に発症し，1種類または多彩な運動チックおよび／または音声チックを有し，最初に症状が出てから，その持続期間が12か月を超えない状態と定義される。以下に記す慢性チック障害やトゥレット障害の診断基準を今までに満たしたことがないものにもつけられる診断である。なお，DSM-Ⅳ-TR までは，Transient Tic Disorder という定義が，このカテゴリには当てはまり，4週間以上チックが持続する場合に一過性チック障害と診断するように定義づけられていた。しかし，この期間に科学的な根拠がなかったため，DSM-5以降では，1年未満のチック症状の存在は，全て暫定的チック障害と診断するように変更された（Walkup, Ferrão, Leckman, Stein, & Singer, 2010）。

　慢性運動／音声チック障害は，18歳以前に発症し，1種類または多彩な運動チックまたは音声チックが，頻度に波があったとしても，1年以上症状が持続する状態を示す。

　トゥレット障害は，18歳以前に発症し，多彩な運動チックと一つ以上の音声チックが，ある時期に存在し，頻度には波があっても，1年以上症状が続くチック障害と定義される。トゥレット障害は，ジル・ド・ラ・トゥレットの症例報告から，名づけられた症候群であり，「Gille de la Tourette Syndrome: GTS」と表記されることが多い。ICD-10においても，ジル・ド・ラ・トゥレット症候群，我が国でも「トゥレット症候群」と表記されることが多いことから，本研究においても，表記はトゥレット症候群に統一している。

　さて，以上の3概念を比較すると，それぞれの違いはチックの持続期間，

及び種類であることがわかる。

　チックは以前"不随意"なものと言われていたが，近年では"半随意"という表現が用いられることが多い。その理由として，チックは一時的に抑制可能な性質を持つことが明らかになってきたこと，そしてそのチックに伴う前駆衝動（Premonitory urge）の重要性が示唆されてきたことがあげられる。前駆衝動とは，チックの前に伴うむずむずする感じ，何かしっくりこない感じのことを指し，チックはこうした身体的・知覚的な不快感や違和感を軽減させる機能を持つ可能性が指摘されている。Leckman, Walker, & Cohen (1993) の調査では，135名の対象者（8-71歳）のうち，93％が前駆衝動を報告していた。それに対して，Banaschewski, Woerner, & Rothenberger (2003) の調査では，8-19歳の対象者のうち37％が前駆衝動を自覚していると報告するとともに，前駆衝動への自覚と一時的にチックを抑制することができると回答する割合は年齢が上がるにつれて高くなるため，10歳以下の子どもでは自覚は少ない可能性があると指摘した。前駆衝動を量的に測定する尺度を開発した Woods, Piacentini, Himle, & Chang (2005) の研究でも，10歳以下の対象者では前駆衝動とチックの重症度に関連がみられなかったため，10歳前後以上において，チックとの関連を重視すべき概念だといえる。Wang, Maia, Marsh, Colibazzi, Gerber, & Peterson (2011) は，13人のトゥレット症候群患者と21人の健常者を対象として，意図的なチックと意図的でないチックをしている時の脳活動を functional magnetic resonance imaging (fMRI) を用いて比較した。その結果，トゥレット症候群患者は感覚運動野や被核などの運動系の回路の活動が健常群よりも高く，かつその賦活の程度がチックの重症度と相関していることを示唆するとともに，健常者と比較して皮質―線条体―視床―皮質回路において，運動系の回路をコントロールする部位（前帯状回と尾状核）の活動が低下していることを明らかにしている。以上の結果を受けて，Greene & Schlaggar (2012) は，薬物療法はチックの感覚運動システムに関わる部位へ作用し（前駆衝動の軽減），行動療法はコン

トロールに関わる部位（チックの抑制）の働きを正常化させる働きがある可能性を指摘している。

以上のように，チック障害の背景になる病態基盤の解明が進み，治療効果研究の結果と統合した解釈もなされるようになってきている。

7-2. 支援の概要

チック障害への支援や治療についてはさまざまな論考やレビューが存在するが，本節では，ヨーロッパのガイドライン（Cath, Hedderly, Ludolph, Stern, Murphy, Hartmann, Czernecki, Robertson, Martino, Munchau, Rizzo, & the ESSTS Guidelines Group, 2011; Roessner, Plessen, Rothenberger, Ludolph, Rizzo, Skov, Strand, Stern, Termine, Hoekstra, & the ESSTS Guidelines Group, 2011; Verdellen, van de Griendt, Hartmann, Murphy, & the ESSTS Guidelines Group, 2011; Müller-Vahl, Cath, Cavanna, Dehning, Porta, Robertson, Visser-Vandewalle, & the ESSTS Guidelines Group, 2011）や，Swain, Scahill, Lombroso, King, & Leckman (2007), Gilbert (2006), 金生 (2006), Robertson (2000), Caroll & Robertson (2000, 高木訳, 2007) を参考として，基本的な治療・支援の流れについて述べていくこととする。なお，全体の支援の流れは Figure 7-1 に示した。

チック障害への治療や支援の原則として，チック症状にとらわれず，併発症を含めて，その人全体をアセスメントする必要性が指摘されている。チックよりも，併発する ADHD や強迫性障害による困難のほうが大きい場合，その症状に対しての治療・支援を行う。

児童期から青年期の子どものチックに対する基本的な治療・支援として，チックの重症度と関わらず，本人・家族への心理教育，環境調整を初めに行ったうえで，チックがあっても本人が発達し適応していくことができるように支援することが重要だといわれている。

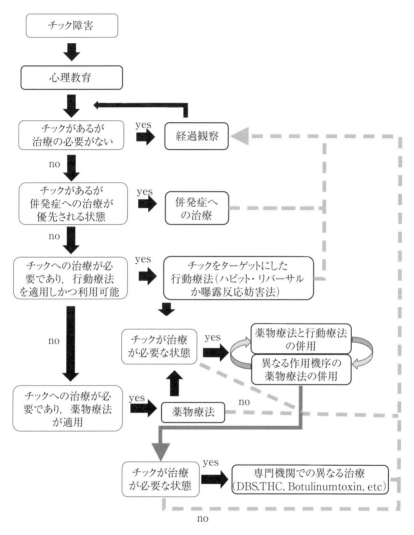

Figure 7-1. チック障害への治療のディシジョンツリー
(Roessner et al., 2011, 筆者訳)

7-2-1. 心理教育と環境調整

　心理教育や環境調整の有効性について検討した研究は少ないが，先述したように重症度に関わらずすべての患者に提供する必要がある支援だといえる。また，チックによって社会的な偏見をときに受けることがあるため，それらを軽減するうえでチックやトゥレット症候群についての周囲を対象とした心理教育が有効かを検討した研究は複数みられる。Friedrich, Morgan, & Devine（1996）の実験では，トゥレット症候群という病気を持っていることを伝えることで，チック症状を呈する児童に対する他児からの評価や態度が，より肯定的に変化するかを検討している。TS＋情報提示条件（運動チックを呈しながら，自己紹介に加えて，児童自身が有するTSという病気について伝える），TS条件（運動チックを呈しつつ，自己紹介のみする），統制条件（TSの症状は呈さずに，自己紹介のみ行う）という3条件で比較した結果，有意な他児の行動意図の改善は認められなかった。この結果から，トゥレット症候群において，自らの病気について他児に対して開示することの効果が問われることになった（Woods, 2002）。以上の限界を受けて，Woods（2002）は，より具体的なイメージを持てるような介入に効果があると考え，大学生を対象としたビデオによる心理教育を実施し，その結果，当事者への態度や社会的な行動を有意に肯定的にするという結果を報告している。Woods（2002）の実験では，ビデオによる心理教育の効果が示されたが，対象が大学生であり，かつ実験場面であったことから，外的妥当性が限界として残った。

　その後，子どもを対象とした研究として，Marcks, Berlin, Woods, & Davies（2007）は，質問紙調査による予備的な検討により，予防的に病名を開示することが，社会的な偏見を低下させるかどうかを調査している。その結果，患者の性別に関係なく，事前に，患者がトゥレット症候群であることを伝えたほうが，チックによる社会的な受け入れにくさなどのネガティブな印象を受けにくくすることを示した。Holtz & Tessman（2007）の実験では，

Peer-Intervention において有効な心理教育の開発とその効果の検討を行っている。その結果，トゥレット症候群についてのビデオを通した心理教育は，子どもを対象としていても，知識，態度，障害を持つ子どもへの行動意図を，より肯定的にすることが示唆されている。しかし，質問紙による評価でその効果を検討しているため，実際の行動を測定する必要性があることが指摘された。

以上のように，情報の提示を中心とした心理教育に基づく環境調整が，トゥレット症候群の子どもの適応を促進する可能性が示されてきているが，その有効性を示唆する研究は十分だとは言い難い。加えて，こうした実践は海外で行われたものであり，我が国でも同様の傾向が見られるかどうか，検討の余地が残るだろう。

7-2-2. 薬物療法

様々な治療に対して難治性だと考えられてきたトゥレット症候群であるが，薬物療法の有効性が示されたことは，その障害の背景にある神経生理学的システムの理解に多くの示唆をもたらした (Shapiro & Shapiro, 1988b)。チックに対する薬物療法の有効性については，1960年代，1970年代からハロペリドールやピモジドなどの抗精神病薬を中心に多くの研究が蓄積されている。現在，2つ以上の二重盲検試験において効果が立証された薬物療法は，ハロペリドール，ピモジド，リスペリドンだと示唆されており (Harris & Wu, 2010)，チックに対しては統合失調症に対して用いるよりもかなり少量での抗精神病薬の服用が一般的に有効だとされている。その一方で，眼球の上転などのジストニア，眠気，肥満といった副作用による子どもの生活への影響が大きいこと，薬によってチック自体が完治することはないことから，薬物療法の使用は慎重に行われるべきだといわれている。Roessner et al. (2011) によるチック障害へのヨーロッパにおける治療ガイドラインでは，クロニジン，グアンファシンなどの α アドレナリン拮抗薬も ADHD とトゥレット症

候群を併発する対象への効果が，2つ以上の二重盲検試験によって確認されているといわれている。また，アリピプラゾールは，専門家による評価では，リスペリドン，クロニジンに次いだ3番目の評価を得ており（Roessner et al., 2011），エビデンスが不十分ではあるが今後使用される機会は増えていくと予想される。このように，様々な服薬について効果が検討されているが，有効性が示されている抗精神病薬は副作用が生じやすいという問題もあることから，チックに対してより有効でありかつ副作用の少ない薬物療法の開発とその効果の検証が求められている。

7-2-3. 行動療法／認知行動療法

こうした薬物療法の限界を受けて，近年注目されてきているのが，（認知）行動療法である。チックに対する行動療法の歴史は古く，1950年代のYates (1958) による負の練習による介入の報告や，オペラント条件付け技法の応用，リラクセーション，セルフモニタリング，ERP，随伴性マネジメントなどの技法が提唱され，有効性が検討されてきた。そうした様々な技法が提唱されてきたが，近年実施されたレビュー論文によると有効性が確認されている技法は，ハビット・リバーサル，次いでERPだと示唆されている（Verdellen et al., 2011; Cook & Blancher, 2007; Carr & Chong, 2005）。

ハビット・リバーサルとはAzrin& Nunn (1973) により提唱された，習癖異常などを対象とした行動療法であり，チックに対する効果が十分にあるという指摘がいくつかのレビューの中でなされてきた（Cook & Blancher, 2007; Himle, Woods, Piacentini, & Walkup, 2006，ハビット・リバーサルの手続きは第8章で詳述する）。ハビット・リバーサルの有効性を示唆するメタ分析の報告は，筆者の探した範囲では3つ存在する。まず，チックに限定せず不適応な反復行動（吃音，チック，爪かみなど）に対してのハビット・リバーサルの有効性について，18の研究（575例）を対象にメタ分析を行ったBate, Malouff, Thorsteinsson, & Bhullar (2011) は，対照群と比べた時に，ハビット・リ

バーサルは d = 0.80 の効果量を示し，その有効性を示唆した。他の治療法を比較対象に限定した場合でも，d = 0.73 の効果量（研究数：13）が得られることからも，ハビット・リバーサルは有効だと結論づけている。しかし，ハビット・リバーサル自体の限界として，全ての対象に対して有効ではないことや私的な出来事に対して効果がみられないと指摘する研究があることも合わせて述べている。Wile & Pringsheim（2013）では，システマティック・レビューの結果に基づき，トゥレット症候群の患者を含む，研究としての質が高い研究に限定して，ハビット・リバーサルに機能分析とリラクセーションの要素を含めたプログラムである Comprehensive Behavioral Intervention for Tics（以下，CBIT）と支持的精神療法を比較した2つの RCT の論文（Piacentini, Woods, Scahill, Wilhelm, Peterson, Chang, Ginsburg, Deckersbach, & Walkup, 2010; Wilhelm, Peterson, Piacentini, Woods, Deckersbach, Sukhodolsky, Chang, Liu, Dziura, Walkup, & Scahill, 2012），ハビット・リバーサルと支持的精神療法を比較した2つの RCT の論文（Deckersbach, Rauch, Buhlmann, & Wilhelm, 2006; Wilhelm & Deckersbach, 2003），それぞれについて，ベースラインから介入後の YGTSS の症状得点の変化について効果量を算出し，統制群に比べた効果の高さを示している（順に，3.66ポイント，10.52ポイント）。前者のほうが値が小さいという結果になっているが，後者の研究はいずれも評価者がブラインドされていないという限界があるためそのことが結果に影響を与えている可能性が指摘されている。いずれにしても，支持的精神療法よりも行動療法のほうが有効性が高いことが伺える。また，Dutta & Cavanna（2013）では，システマティック・レビューによって，5つの RCT による研究（n = 353）の結果から，ハビット・リバーサルはチックに対して有効であり，平均32.3％（25.8-37.5％）の症状が改善していることを示唆している。こうした研究から，ハビット・リバーサルの有効性は確立されつつある。

7-3. チックに対する行動療法の近年の動向

　以上から，行動療法は，有効性が確立しつつあり，かつ薬物療法に比して副作用への懸念が少ないため，注目を集めている。また，近年では，CBITをはじめとしたハビット・リバーサルに他の要素を組み込み，より社会的な文脈に注目して介入を行う試みも増えてきている。2000年以降に，ハビット・リバーサルに他の要素を組み込んで介入効果を検討した研究を Table 7-2にまとめた。

　上述したCBIT（Piacentini et al., 2010; Wihlelm et al., 2012）は2つのRCTによって有効性が確認されている。ハビット・リバーサルの他に機能分析やリラクセーショントレーニングを取り入れることで，チックが生じる社会的な文脈により焦点を当てた介入や，しばしばチックの悪化の原因となる不安や緊張をさげるための介入も組み込んでいる点が特徴である。例えば，子どものチックが出ている時に「緊張しているのでは。」と家族が心配になり，無理にストレスとなる活動をさせないように関わるようになったとする。こうした関わりはチック症状を軽減させたいという保護者の気持ちを考えると自然なことだが，チックが出ることで嫌な活動を回避できる，という機能をチックに持たせてしまうこととなり，意図せずにチック症状を強化してしまうことがある。そのため，CBITでは，こういった環境にも積極的に介入することの必要性を指摘している。また，Acceptance and Commitment Therapy（Franklin, Best, Wilson, Loew, & Compton, 2011）や，チックに伴う場への不安や緊張といった認知に介入する必要性を指摘し，認知再構成を組み込んだO'Connor, Brault, Robillard, Loiselle, Borgeat, & Stip（2001），O'Connor, Laverdure, Taillon, Stip, Borgeat, & Lavoie（2009）のプログラムも存在している。

　こうした発展をみても，チック症状に対しては単にハビット・リバーサル

Table 7-2. ハビット・リバーサルに他の要素を組み込んだ研究

	年齢	人数	治療反応率*	研究のデザインと結果
HRT＋FBI＋RT（CBIT）				
Piacentini et al (2010)	9-17歳	61	52.5％	無作為化比較試験 対照群：支持的精神療法と心理教育（$n=65$） 結果：CBIT＞対照群（YGTSS）
Wilhelm et al (2012)	16-69歳	63	38.1％	無作為化比較試験 対照群：支持的精神療法と心理教育（$n=59$） 結果：CBIT＞対照群（YGTSS）
Rowe et al (2013)	7-19歳	30	66.7％	単群の介入前後での効果比較 結果：チックの数やチックの重症度（親評価）の軽減
CBIT via Video conference（VC）				
Himle et al (2010)	8-17歳	3	66.7％	参加者間マルチプル・ベースライン単一事例実験 結果：チックの重症度の減少 （3人中2人）
Himle et al (2012)	8-17歳	10	80％	無作為化比較試験 対照群：対面式のCBIT（$n=8$） 結果：CBIT via VC＝対照群
HRT＋ACT				
Franklin et al (2011)	14-18歳	6	40％	無作為化しない2群比較 対照群：HRT（$n=7$） 結果：HRT＋ACT＝対照群（YGTSS）
HRT＋CR				
O'Connor et al (2001)	18-60歳	47	報告なし	無作為化しない2群比較 対照群：待機群（$n=22$） 結果：HRT＋CR＞対照群 （自記式重症度評価）
O'Connor et al (2009)	18-65歳	76	報告なし	薬物療法の有無で比較 結果：服薬群＝非服薬群（TSGS）

CBIT＝Comprehensive Behavioral Intervention for Tics, HRT＝Habit Reversal Training, FBI＝Function-based Intervention, RT＝Relaxation Training, ACT＝Acceptance and Commitment Therapy, CR＝Cognitive Restructuring, YGTSS＝Yale Global Tic Severity Scale, TSGS＝Tourette's Syndrome Global Scale, CGI ＝ Clinical Global Impression
＊介入終了時点で改善とみなされた人数の割合（CGI，YGTSS，記述から判断）

という個人に介入する行動療法だけではなく，環境も含めた様々な技法を組み合わせていくことが重要だと考えられていることが伺える。その一方で，ハビット・リバーサル単独の効果を上回った報告は筆者が探した範囲では未

だ見つからず，ハビット・リバーサルの有効性を前提としたうえで，他の技法を組み込んでいく試みがなされているといえるだろう。

7-4. 我が国における支援の現状

　国内でのチックに対する心理社会的支援を行った研究はどのような傾向があるのだろうか。チックを対象とした心理社会的援助の歴史は長く，そのすべてを包括的に検討することは本書の趣旨とずれるため，行動療法について取り上げた研究に限定して検討した（なお，チックを対象とした心理的援助についての1980年代までのレビューは森谷（1990）の著書が詳しい）。

　1980年から現在までで，「チック」「トゥレット」＋「行動療法」をキーワードとし，CiNii，医中誌に基づいて検索した結果を Table 7-3にまとめた（1970年代の論文は入院治療を取り上げたものが多く，これ以前の方法を詳細に検討するよりも近年の動向をおうべきと考えられたため割愛した：山内・鈴木・堀川・真壁・井上・冨地，1974；川野・高山・山中・永田・金久，1975）。なお，検索した論文のうち原著論文とされているものに限定した。

　国内の研究報告はバイオ・フィードバックの実践・効果を報告したものが多く，行動療法の技法の中ではリラクセーションがかつては中心であったと考えられた。荒木・中井（1990）の研究では，26歳のトゥレット症候群の女性を対象に，入院という条件下で，負の練習，ハビット・リバーサルおよびセルフモニタリングを用いており，筆者の探した範囲では，この研究がハビット・リバーサルを単純チックではなくトゥレット症候群に用いた国内最初の報告であった。荒木・中井（1990）の症例ではチックに先行する前駆衝動のような報告を患者がしていたことが述べられており，チックの持つ半随意性についての理解が深まってきていたと考えられる。また，1990年代以降，チックやトゥレット症候群に対する行動療法の報告数が一時的に減少しており，新しい心理的援助の技法の検討は行われていない。器質的な要因の関与

の重要性が取り上げられ，様々な薬物療法の有効性が統制された研究で実証されていく（Leckman, Hardin, Riddle, Stevenson, Ort, & Cohen, 1991; Shapiro, Shapiro, Fulop, Hubbard, Mandeli, Nordlie, & Phillips, 1989）につれて，心理社会的な援助が（行動療法も含めて）減少していったことが，その背景としては考えられる。比較的新しい報告として，金子（2008）の研究では，チックに対する直接技法としてセルフモニタリング法とハビット・リバーサルを，間接的な技法として母親カウンセリングを行うといった包括的なアプローチを試みていた。

　Table 7-3を見ると，①対象となるチックが単純チックであることが多いこと，②成功事例の単一の報告が中心（13文献中9つ）であり，複数事例での検討や海外での研究と比較可能な尺度を用いた測定がほとんどなされていないこと，③行動療法についての文献に限定したにもかかわらず，家族へのアプローチの重要性を指摘する文献が複数みられること（13文献中5つ），が特徴として示唆されるだろう。

　それぞれの特徴に応じて今後の展望を述べると，第一に，トゥレット症候群を中心とした，複雑性の高いチックや音声チックに対しての実践例の蓄積が望まれるだろう。Carr & Chong（2005）やCook & Blacher（2007）の論考においても，多くのチックに対する行動療法の研究は運動チックを対象としたものが多く，音声チックに対しての効果の検討が求められると指摘している。こうした諸外国の傾向からも，音声チックに対しての実践例の蓄積が望まれる。加えて，国内においては，トゥレット症候群のように，併発症状や罹患期間という観点からも重症度の高い事例に対しての実践例が少ない。慢性化する症例にこそ，行動療法のようにチックとうまく付き合うことを促す介入が有効だと考えられるため，その普及が望まれる。第二に，標準的なチックの尺度を用いた研究が求められる。海外の文献と比較可能なチックの評価尺度を用いることで，反応率や改善率，重症度の比較を海外の文献とも行うことができるため，どういった介入の要素が文化共通であり，またそう

Table 7-3. 国内で行われた

著者（年）	援助技法	年齢（n）	アウトカム
山口ら (1982)	BF	38（1）	筋電位の変化とチックと日常の様子
赤木・伊藤 (1982)	BF, MoCo	5-10（8）	軽快，不変に分類
荒木・大隈 (1985)	HRT	13,43（2）	鼻を鳴らすチックの回数，肩甲骨の動き（強さ・頻度）
宮下 (1986)	SM＋MP	9-26（4）	目標行動の回数（強迫行動，首振り，音声チック，首振り）
西川 (1986)	BF, MoCo,（入院）	5-13（37）	改善，不変に分類
坂井ら (1989)	HRT, MP, SM, AT	27（1）	瞬きチックの一分間あたりの出現頻度
小野 (1989)	AT, SM, BF	16（1）	チックの自己評価，母親評価
村山ら (1990)	行動管理プログラム，MoCo	12（1）	瞬きチック，強迫行動，妹へのいじめ
荒木・中井 (1990)	MP, HRT, SM（入院）	26（1）	音声，腹部のチックなど各チックの回数
斎藤ら (1996)	BF，不安への介入	23（1）	筋電位レベルの変化とチックと日常の様子
三浦ら (2000)	PR	12（1）	チック，友人関係の様子
金子 (2008)	HRT＋SM, MoCo	10（1）	まばたきチックの回数
竹内ら (2011)	HRT＋SM, MoCo	10（1）	セッション中のあごを突き出すようなチック行動

＊HRT＝Habit Reversal Training, SM＝Self-Monitoring, MoCo＝親へのカウンセリング・積極的訓練法，BF＝バイオ・フィードバック。入院治療の場合は（入院）と記した。

第7章 チック障害への支援の概観

チックの行動療法の研究

診断	結果・考察
チック	BFによりチックだけではなく日常生活での気持ちも楽になった様子が見られた。
チック症	改善7例，不変が1例であったため，EMGBFと親への指導的介入の有効性が示唆された。
記載なし	HRTの有効性について論じ，1.習癖と拮抗する，2.数分間持続できる，3.奇異でなく日常動作を妨害することなく容易にできる，を重要な点とした。
記載なし	SM法の有効性について，その目標行動を評価するだけではなく観察により目標行動を変化させる治療効果を持つと指摘。
記載なし	改善32例，不変5例で改善率は86.5%。EMGBFと家族療法の併用が有用だと，事例を交えて指摘。
チック	MPの効果が見られなかった点について考察し，先行子に注目するSMとHRTが有効だったと指摘。
チック	ATによるチック自体の変化だけでなく，子どもの行動変容によって親の変化も見られた。
記載なし	トークン法による介入でチックだけではなく，強迫行動をはじめとした問題行動が減少した。母親の患児に対する接し方も変化した。
トゥレット症候群	薬物療法のみで改善しなかった事例に行動療法が有効だった。
チック	BFは不随意運動など不都合な神経・筋の機能システムを再教育する。また，チックに対しては心理社会的側面への介入が不可欠と指摘。
記載なし	緊張・不安からくるチック症状に対してPRが奏功し，友人関係にも変化が見られた。
瞬きチック	直接技法としてのHRTと間接技法としての母親カウンセリングが有効であった。
運動チック	短期間でのチック軽減の効果が確認された。維持や汎化については今後も検討が必要。

介入，PR=Progressive Relaxation, MP=負の練習（Massed Practice），条件性制止法，AT=自律

ではないのかの検討も可能になるからだ。最後に，家族を中心とした環境の影響を実証的に検討した研究の必要性があると考える。本章では行動療法に限定をしていたが，他の技法に重点をおいた研究の多くは家族の変化の重要性を強調している（例えば，深谷・今・富井，2006；財満，2003；神澤・尾崎，1996など）。機能分析がCBITでとりいれられた背景にも，家族を中心とした環境の調整がチック障害に対する介入において不可欠だと改めて認識されるようになったからであろう。こうした，親子相互がチック症状にどのように影響を受けるのか，そしてその調整がどのような効果をもたらすのかを今後は検討していくことが必要だといえる。

7-5. 今後の展望

以上の先行研究から，チック障害に対する行動療法はエビデンスの蓄積がなされており，欧米諸国では第一選択の援助方法になりうる可能性が示唆されている。ハビット・リバーサルに基づいた援助を中心としつつも，近年では，環境に対して積極的に介入したり，本人の捉え方にも介入したりする技法が発展しつつある。しかしながら，我が国では，症状が慢性化するトゥレット症候群に対する行動療法の実践は特に少なく，効果研究と比較可能な評価尺度で効果を測定した研究も見つからなかった。そのため，トゥレット症候群への支援を発展させるためには，ハビット・リバーサルを中心とした行動療法による介入効果の検討を複数例でまずは実践し，その治療過程を検討することが求められるだろう。また，家族を中心とした環境の影響の検討がほとんど実証的になされていないことから，そうした治療過程の中で，周囲と本人の相互作用がどのように影響するのか仮説を立てることも，本研究で目指すこととした。そのため，第3部では，まずトゥレット症候群に対する行動療法による介入効果の検討を行う。そして，その治療過程から導かれた仮説に基づいて，チック障害やMotoric OCSDへの支援を検討していく。

第8章　行動療法プログラムの効果の検討（研究3）
―トゥレット症候群を対象とした量的・質的分析―

　本章では，トゥレット症候群患者7名を対象に，ハビット・リバーサルを中心とした行動療法のプログラムを実施し，その効果の検討を行った。その結果，チック症状，チックによる社会機能の障害，全般的な社会機能の改善が行動療法実施後に確認された。チックに対する主観的な苦痛も軽減したが，汚言症に対する主観的な苦痛は改善せず，介入の際には工夫が求められると考えられた[3]。

8-1. 問題と目的

　前章で述べてきたとおり，チックに対しては近年行動療法の有効性が示され，その中でも，ハビット・リバーサルが注目を集めている。しかし，我が国においては複数例を対象として介入効果を検討した研究は少なく，トゥレット症候群を対象とした実践の報告も十分ではないと考えられた。
　ここで，議論の前提となるハビット・リバーサルの手続きについて述べる。ハビット・リバーサルは，Azrin & Nunn (1973) によって提唱されたチックや習癖異常に対する行動療法である。Azrin & Nuun (1973) によれば，神経性習癖はもともと正常な反応であったが，何らかの身体的外傷・心理的トラウマによって過剰になり，そうした外傷やトラウマが消失しても無意識に持続してしまっている状況だと想定した。そのため，そうした習癖への気づきを促し，身体的に拮抗する反応を学習し，また社会的な強化も取り除くこと

---

3) 本章は，Nonaka et al. (2015) の内容を本書の構成に沿うように，加筆・修正したものである。

で改善ができると仮定し，以下の手続きによって治療を構成した：①チックの患者自身による記録（セルフモニタリング），②気づきの訓練（チックが生じる直前の感覚や体の動き，どんな状況でチックが出やすいかなどへの気づきを高める），③拮抗する動きの習得（拮抗反応訓練：チックと物理的に相いれず社会的には受け入れられやすい動きの実施），④コントロールへの動機づけ（不便さの振り返りや賞賛），⑤一般化に向けた訓練（様々な状況を想定した練習）。こうした複数の要素で構成されるハビット・リバーサルであるが，Woods & Miltenberger (1995) のレビューからは，ハビット・リバーサルの中でも重要な要素は気づきの訓練と拮抗反応訓練，そしてコントロールを継続するためのソーシャルサポートだといわれている。

　ハビット・リバーサルのメカニズムについてはいくつかの仮説が提唱されている。Himle et al. (2006) のレビューでは，そのメカニズムを示した研究はまだ少ないと指摘しながらも，拮抗反応が必ずしもチックと相いれない刺激ではなくとも，チックが軽減することも示唆されているため（Woods, Murray, Fuqua, Seif, Boyer, & Siah, 1999），チックが拮抗反応に置きかわることだけがその効果ではないことを指摘している。前駆衝動への馴化だという仮説も有力な仮説の一つである。Verdellen & Hoogduin (2008) による研究結果では，ERP のセッションのプロセスでチックに伴う感覚現象の主観的な強さが軽減すること，セッション間での感覚現象の減少はセッション中のチックの頻度の低さと関連がみられたことを示している。以上の結果から，前駆衝動への曝露が行動療法のメカニズムであることを支持したと述べられている。ハビット・リバーサルと ERP は類似した要素を含んでいるため，症状改善のメカニズムを共有するかどうか，今後の検討が求められている（van de Griendt, Verdellen, van Dijk, & Verbraak, 2013）。

　以上のように，ハビット・リバーサルはエビデンスを十分に有しているが，いまだメカニズムの理解は進められている段階であり，我が国のクライエントを対象にしても十分に効果が得られるか検討する必要があるだろう。特に，

2つの RCT によって有効性が示された CBIT は，アメリカでも普及啓発が求められており（Scahill, Woods, Himle, Peterson, Wilhelm, Piacentini, McNaught, Walkup, & Mink, 2013），この包括的なプログラムが我が国に導入されることは臨床的な価値も高いと考えられる。そこで，研究3では，ハビット・リバーサルに基づいた包括的な行動療法が，我が国の対象においても有効なのかを探索的ながら明らかにすることを目的とした。その際に，第7章で示した我が国における実践の限界である，①複数の重症なトゥレット症候群を対象とした実践を行うこと，②標準的な評価尺度を用いた有効性の検討を行うこと，③治療の過程から，家族を中心とした環境への介入が本人にどのような意味があるのかを考察すること，とした。

8-2. 方　　法

8-2-1. 対　　象

　対象は，トゥレット症候群の診断を持つ患者7名であった。研究についてのパンフレットを事前に配布し，関心を持った者や問い合わせをした者へ研究についての説明を行い，参加を希望した者を対象とした。7名中6名は筆者の勤務する大学病院の患者であり，1名は日本トゥレット協会において，研究の存在を知り，参加を申し込んだものであった。対象者の基本属性をTable 8-1に示す。

8-2-2. 評価バッテリー

8-2-2-1. Yale Global Tic Severity Scale（YGTSS：Leckman et al., 1989）
　チックの重症度を測定する標準的な半構造化面接式の尺度である。運動チック，音声チックの重症度をそれぞれ，数，頻度，強さ，複雑さ，行動への支障という5項目，25点満点で評価し，症状の重症度を50点満点で算出す

Table 8-1. 対象者の属性

事例	性別	年齢	服薬(mg/day)		YGTSS 症状	YGTSS 社会的障害	代表的なチック症状
1	男	15	pimozide	4 mg	23	20	首ふり
2	女	20	haloperidol aripiprazole carbamazepine	0.75mg 6 mg 100mg	34	30	顔しかめ，大声で叫ぶ
3	男	18	haloperidol sulpiride clonazepam lorazepam	1 mg 50mg 1 mg 1.5mg	27	30	汚言症，大声で叫ぶ
4	男	12	aripiprazole clonazepam oxazolam	3 mg 1 mg 20mg	21	20	鼻ならし，腹部の緊張
5	男	13	aripiprazole	4.5 mg	32	30	首ふり，ホー，ホーという声，エコラリア
6	男	18	aripiprazole	12mg	38	40	汚言症，大声での叫び，自分自身を叩く
7	女	9	risperidone aripiprazole	2 mg 9 mg	24	30	体に力を入れる，体をそる，単純音声チック，エコラリア
Average		15			28.4	28.6	

る。また，社会機能に対してチックがどの程度支障となっているかを50点満点で評価をし，合計100点満点でチックの重症度得点を算出する。日本語版の信頼性と妥当性は確認されている (Inoko, Nishizono-Maher, Tani, Kano, Kishimoto, Hayakawa, Honjo, Kasahara, Saito, Ishii, & Osawa, 2006)。

8-2-2-2. Premonitory Urges for Tics Scale (PUTS：Woods et al., 2005)

前駆衝動について測定する自記式の評価尺度である。チックの前に先行する感覚の程度を尋ねる質問紙であり，4件法で9項目であり，9点から36点

の値を取る。

8-2-2-3. チックに対する主観的な苦痛 (Subjective Units of Discomfort, SUDs：Woods, Piacentini, Chang, Deckersbach, Ginsburg, & Peterson, 2008)

Woods et al. (2008) では，それぞれのチックに対して，そのチックがどれくらい嫌か，苦痛を感じるか，という程度を10点満点で患者に毎回尋ねる方法を提案している。Rowe, Yuen, & Dure (2013) の研究では CBIT による介入で，SUDs も軽減することが示唆されている。本研究でも，研究対象者が自覚しているチックを表にまとめ，それぞれに対して，そのチックが嫌だと感じる程度を10点満点でセッションごとに尋ねた。また，新たにチックが増えた場合には，それに対しても評価をしてもらうようにした。セッションごとの SUDs 得点は平均値によって算出した。

8-2-3. 研究の手続き

介入技法の習得は，筆者が Yale Child Study Center を訪ね，大規模 RCT を実施したグループのメンバーの指導，面接の陪席や実際の面接の様子についてビデオを通して学習することを通して行った。また，事前に Woods et al. (2008) のマニュアルを読み，疑問点についての議論も行い理解を深めた。

すべての事例に対する介入を筆者一人で行った。筆者は臨床心理士の資格を持ち，強迫性障害への認知行動療法の実践経験を有していたが，チックに対する CBIT の実施は本研究が初めてであった。チック症状や社会機能の変化の臨床評価は，筆者以外の研究協力者 2 名に実施を依頼した。臨床評価は介入の前後で行った。評価の信頼性を測定するために 3 名の面接評価のビデオを 2 名の介入者がそれぞれ独立で評価し，ICC (1,1) を算出した（ICC $=.96, n=3$）。値から信頼性は高いと考えられた。加えて，評価の妥当性を確保するために，筆者を含めた臨床心理学を専攻する学生 4 名（修士課程 2 名，博士課程 2 名），精神保健福祉士 1 名によって評価の際に生じやすい疑問点や

ずれやすい点について検討し，方針を確定した．また，その際に生じた疑問は，トゥレット症候群を専門とする児童精神科医のスーパーバイズをうけることで，研究グループ内での評価の妥当性を確保した．

また，同意が得られた対象者のビデオをすべて録画して，のちに介入の内容を検討することが出来る体制を整えた．事例1は本人の抵抗が強かったためビデオ録画は行わなかった．面接の進行にあたってはトゥレット症候群の特徴やケースの全体の進行について，スーパーバイズを受けながら行われた．

なお，本研究は，東京大学大学院医学系研究科倫理委員会，および東京大学ライフサイエンス研究倫理支援室の承認を得て行われた．

8-2-4. 介入内容と具体的な工夫

8-2-4-1. 介入全体の流れ

介入はCBITのマニュアル（Woods et al., 2008）に沿って，Table 8-2のように行った．面接頻度は原則として，Session 2から7までが週に1回，Ses-

Table 8-2. 面接の内容

Session	目的	内容
1	評価	チックや併発症の程度などを確認し，CBITに適しているかどうかなどを判断する．
2	説明と準備	チックについての心理教育，CBITの説明，チック階層表や機能分析表の作成
3, 4	HRTと機能分析の開始	1セッションにつき1つのチックに決め，機能分析による介入の実施，HRTの実施
5, 6, 7	リラクセーションの導入	Session 3, 4の内容に加え，呼吸法，筋弛緩法の習得，練習
8, 9	再発防止	今までのSessionの内容に加え，再発防止のために，HRTのやり方の復習やストレスマネジメント
10, 11, 12	フォローアップ	今までの復習

＊HRT＝Habit Reversal Training（ハビット・リバーサル・トレーニング）

sion 8, 9が2週間に1回, Session10, 11, 12が月に1回であった。

8-2-4-2. 介入内容の実際

ハビット・リバーサルにおいて重要な要素は気づきの訓練, 拮抗反応訓練, ソーシャルサポートだと言われているため, それぞれの手続きを具体的に示す。なお, 本研究の基本的な手続きは, Azrin & Nuun (1978) と, Woods et al. (2008) に基づいている。

①気づきの訓練

気づきの訓練とは, チックやそれに伴う前駆衝動に対する気づきを促すことを目的としている。初めに, チックや前駆衝動についての心理教育をFigure 8-1のような図を示し, 行動療法の目的と合わせて関係性を小学生で

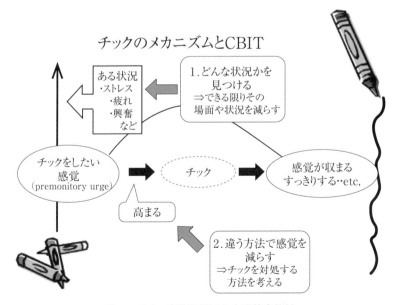

Figure 8-1. 実際に用いた心理教育教材

も理解できるように伝えた。多くの研究参加者が「自分にもこういうことは当てはまる」「まさにこういう感じ」と納得がいく様子がみられ，小学生でも理解できる様子が確認できた。その際に，小学生に対しては，よりわかりやすく「むずむずする感じ」「何か出そうな感じ」といった実体験に即した説明を，中学生以上に対しては「最近の研究では，脳科学の研究の知見とも合致していて，こういう前駆衝動という存在が重要だといわれている」というように，より器質的な要因から生じているものであることと合わせて説明をするように心がけた。

　心理教育を通して支援の方向性への理解が十分にできたと判断されたら，チックへの気づきの練習を全ての対象で行った。初めに，合図の出し方を介入者と研究参加者の間で決めたうえで，1分間，チックが出たら合図をするように指示を出した。1分間チックがみられない場合は適宜時間を延ばして設定した。その際に，チックにうまく気づくことができている時は，そのことを評価する言葉かけをした。次に，チックが出そうな感じについて言語化するように促した。ターゲットとして設定したチックの特徴についてそれぞれ説明してもらうとともに（例「首のチック」「まずは左を向くように出ることが多く，すっきりするまで出してしまう」），チックが出る前の感覚についての説明もしてもらうことにした（「首の真ん中らへんがむずむずする感じ」「何か出そうなのが分かる感じ」）。その上で，チックが出る前に，出そうな感じに気づくことができたら合図を出してもらうように促した。

②拮抗反応訓練

　拮抗反応訓練とは，チックと同時に生じえない行動を獲得していくための一連の手続きのことである。拮抗反応を選択する際の基準は，①身体的にチックと同時に行うことができない動き，②1分以上，前駆衝動がなくなるまで維持できる動き，③チックよりも目立たない，注意をひかない動きだといわれている（Reese, Timpano, Siev, Rowley, & Wilhelm, 2010）。拮抗反応の例

第8章 行動療法プログラムの効果の検討（研究3）

Table 8-3. チックと拮抗反応の例（Woods et al., 2008より一部抜粋，筆者訳）

チック	拮抗反応
体をひねる	腕を横につけるか，ポケットに入れたり足の下に入れたりして背中に力を入れたまま，立つ・あるいは座る
まばたき	意識的にコントロールしながら瞬きをする，まっすぐ前を向いてなにか物に焦点を合わせる。
首を曲げる	顎を少し下にして，首の筋肉に力を入れる
舌ならし	舌を口の上にくっつけて，口を閉めて，息をする

をTable 8-3に記した。対象者と相談して拮抗反応を選択し，面接内で実際に練習をして，拮抗反応の練習が対象者にとって苦痛ではないか，チックが出ずに過ごせる感覚を実感できるかを確認し，上手にコントロールできている場合はそのことをフィードバックするようにした。

③ソーシャルサポート

チックを出さないように集中を継続することは難しく，練習を継続することには困難をしばしば伴う。そのため，練習の継続のためには強化子が必要だと考えられており，練習の継続のために保護者に対して，練習をすることを褒めることやチックがない時間があれば褒めることなどが推奨されている。必要に応じて，ポイントをつけて，一定程度たまったらご褒美がもらえるようなトークン法を併用することも提案されている（Woods et al., 2008）。本研究では，対象者にポイント制度を導入するかどうかは選択してもらうこととし，結果的に事例1，4，5，7からポイント制度を導入したいとの意向が話されたため，保護者からの賛同を得た。

④その他の工夫

機能分析に基づいた介入を進めるにあたり，保護者から様子を聞くことは重要だと考えられる。Woods et al.（2008）においては，保護者が面接に同席

するかどうかは思春期以上の対象の場合，本人と議論して検討するべきだとしている。研究1において検討したプログラムでも，母子並行面接を導入することで，保護者の考えや思い，本人の考えや思い，それぞれに介入することができたと考えられる。そのため，本研究でも，本人や保護者と相談の上で，本人と話す時間，保護者と話す時間，本人と保護者と話す時間を設けることとし，本人との面接を45～60分，本人と保護者で話す時間を10～15分設ける形を治療の基本構造とし，適宜保護者面接を別途30～50分の枠で設ける形式をとった。ただし，対象者によってこの枠組みは必要に応じて変更した。

また，チックに伴う嫌な出来事やチックにより生じる不便な出来事の振り返り（inconvenient review）を都度の面接で行うことがWoods et al.（2008）のマニュアルにおいては記載されている。これは，練習への動機づけを高めるための工夫の一つであるが，本研究の対象者はチックについて困ることを尋ねると，「困ってはいない。」と対象者が答えることも多かった。そのため，丁寧にチックに対する思いやどんな出来事が起きるのかを個別に聴取するこ

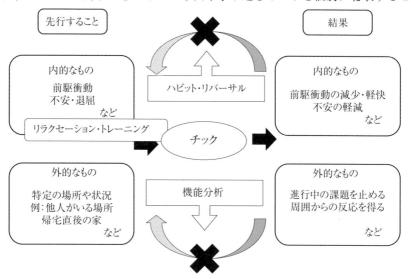

Figure 8-2. CBITで想定されている行動モデル（Woods et al., 2008より筆者が作成）

とが重要であった。実際にからかわれたり，注意されるなどの具体的なエピソードとして困ることがある対象者は少ないが，「お母さんが気にしていると思う」「誰かが見ているんじゃないかと気になる」など，周囲に気を使ったり，自分が不安になってしまうことで困ると語られることが多かった。そのため，そうした不安は機能分析の文脈でとりあげるとともに，モチベーションの維持のために，チックに対して練習することのメリットや練習することで成果が上がっていることを積極的に介入者が言語化してフィードバックするように心掛けた。

CBITの介入の枠組みの全体図をFigure 8-2に示した。

8-3. 結　果

8-3-1. チック及び関連する症状の変化

7名中6名の対象者がプログラムをすべて終えた。1名（事例2）は第3セッションで中断を希望した。後日主治医が聴取したところ，「チックについて話すことが嫌で，イライラしてしまうから」という理由であった。

すべての介入を終えた6名の臨床症状の変化を検討した。その結果，チッ

Table 8-4. 臨床症状の変化

	事例1		事例2		事例3		事例4		事例5		事例6		事例7	
	pre	post	pre	post	pre	post	pre	post	Pre	post	pre	post	pre	post
YGTSS														
symptom	23	17	34		27	24	21	20	32	23	39	29	24	24
impairment	20	10	30		30	10	20	10	30	10	40	40	30	20
PUTS	28	24	17		21	19	14	11	19	11	28	30	19	24
GAF	62	63	55		56	58	68	72	65	74	42	45	51	67
QOL	92.4	89.3	59.2		65.4	68.4	88.0	94.6	95.7	97.7	66.3	77.2	62.0	73.9
SUDs	4.4	1.3	8.4		5.0	2.9	6.3	1.8	8.5	3.8	8.9	6.6	10.0	1.8

ク症状得点は介入前平均27.7点［SD＝6.7］から，介入後平均22.8点［SD=4.1］に減少していた。対応のある t 検定及び Wilcoxon の符号付き順位検定でも有意差が確認された（t＝2.8, df＝5, p＝.04。Wilcoxon signed rank test; p＝.04）。チックによる社会機能への障害も同様に改善が確認された（介入前：平均28.3［SD＝7.5］，介入後：平均 16.7点［SD＝12.1］, t＝3.8, df＝5, p＝.01）。しかし，前駆衝動の得点の変化に有意差はみられなかった。また，YGTSSの症状得点の25％の減少は改善の指標だと Jeon, Walkup, Woods, Peterson, Piacentini, Wilhelm, Katsovich, Mcguire, Dziura, & Scahill（2013）では述べられている。この基準に則り症状の変化を個別に検討すると，6名中3名がYGTSSによって測定されたチック症状得点が改善と判断できる程度に軽減していた。それぞれの介入前後での臨床症状の評価を Table 8-4にまとめた。

8-3-2. チックに対する主観的な苦痛の変化

チックに対する主観的な苦痛も平均値は有意に軽減していた（Wilcoxon signed rank test, p＝.03）。その一方で，汚言症に対する苦痛感は，他の運動

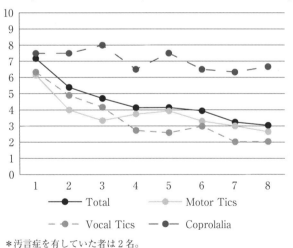

＊汚言症を有していた者は2名。

Figure 8-3．SUDs の変化（事例2を除いた6名の平均点）

第 8 章　行動療法プログラムの効果の検討（研究 3）

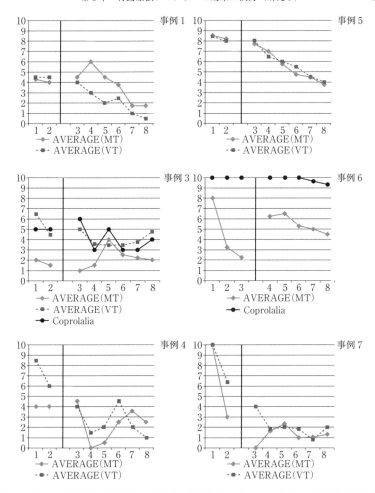

Figure 8-4. 事例ごとの SUDs の変化（縦線はハビット・リバーサル導入時期）

チックや音声チックに比べると軽減しにくいことが示唆された。Figure 8-3にチックの種類ごとの全体の平均値の変化を，Figure 8-4にハビット・リバーサルの導入前後の個人ごとの変化を示した。

なお，Figure 8-3, Figure 8-4ともに，SUDsの聴取を行った回を「1」としているため，初回の評価面接を除いた8回の面接における値の変化を報告している。

Figure 8-4をみると，ハビット・リバーサルの導入以前からSUDsの軽減がみられるもの（事例4，6，7），介入後に徐々に改善したもの（事例1，5），あまり変化が見られなかったり，一時的に増悪するもの（事例3）など，変化の仕方にも個人差があることが示唆された。そのため，こうしたチックに対する苦痛感の変化がどのように実際に語られていたのかについて，以下に示した。

①ハビット・リバーサル導入以前から変化がみられたもの

ハビット・リバーサル導入前からの変化が確認された事例には，介入開始時期に小学生だった対象者が二人とも含まれていた。事例4は学校では楽しく過ごせており，チックのことで困ることもほとんどないが，家にいるときにチックが悪化することに悩んでいた。食事中に特にチックがひどくなるため，母親に注意されることも多かった。最初の面接で，「チックがどうしてでるんだろう。いつ治るのか。」と疑問を述べるなど，症状について自覚があり，実際に困っていた。事例7は，症状が学校でも目立つが，家でもひどく，全身を使う動きと，声のチックで悩まされていた。また，チックをみていて，母親がいらだったり，逆に，「最近きちんと関われていなかったかも」と考えるなど，家族関係にも影響を及ぼしていた。マスクをつけていないとチックがひどく出るのでは，と心配で，来談当初はマスクを着けたままであった。

このように，両者ともに，症状に対する苦痛が明確にあるだけではなく，

家族関係にもチックが影響を及ぼしていた。介入にあたっては，どちらの事例でも保護者との面接の時間を設け，チックに声をかけてしまうときの心情や状況を共に整理し，関わり方を振り返ってもらった。また，いずれの事例も，トークン法を導入し，保護者に必然的に，チックに対処しようとしている努力を認めてもらいやすい状況にすることが出来た。事例4の母親は，チックが出た時に以前は叱責してしまっていたが，介入後は「練習してみよう。できるよ」と声をかけるように変化していた。それだけではなく，事例4はセッション終了時に，「チックを止めるコツが分かって良かったし，どんなことがあったかを聞いてくれてよかった。あと，チックの話ができたこともよかった。」との感想が語られており，そもそも面談を通して，チックそのものについて話し，考え，理解できたことが，「漠然とした嫌なもの」，という認識の変化につながったのだと考えられる。こうした，心理教育やトークン法の導入による親の変化や，チックやそれを巡る困っていることを誰かに聞いてもらえる場がある，ということがチックに対する主観的な苦痛の軽減に寄与していたため，ハビット・リバーサル導入前から改善傾向が見られたと考えられる。なお，事例6については後で詳述するため割愛する。

②ハビット・リバーサル導入後，徐々に改善していったもの

　ハビット・リバーサル導入後に徐々に改善していった事例として，事例1，5が挙げられる。両者ともに，介入後に十分な程度チックの改善が確認できていた事例であることが特徴であった。事例1は，主に困っていたチックが運動チックであり，首をふるチック，口を動かすチックがよく出ていた。チックがあることで，勉強に集中しにくかったり，何かをしようとすると忘れてしまったりすることに困っていた。事例5が来談時に最も困っていたチックは，眼球の動きとそれに連動して首が動いてしまうことがあるというチックであった。このチックがあることで，突然視界が変化するため，自転車に乗るのが怖かったり，階段から落ちてしまったりすることもあった。こ

のように，実生活にチックが及ぼす影響が大きく，学校でも実際に困っているが，二人とも学校生活を楽しめており，だからこそ行動療法への意欲が高い，という特徴が見られた。ハビット・リバーサルの練習にも両者ともに真面目に取り組み，症状の改善に伴い苦痛感も軽減していったと考えられた。

③ハビット・リバーサル導入前後であまり変化がみられなかったもの

事例3のSUDsは，ハビット・リバーサルの導入前後で大きな差が見られなかった。その理由の1つとして，新たなチックがどんどん出てくるという特徴がみられた。例えば，#3では，横目でにらむチック，#6では白目をむくチックが，#8ではふくらはぎに力を入れるチックが，#9では袖をなめる衝動が出てきたと報告をしている。新たなチックが報告されること自体は珍しいことではないが，本研究の対象者の中では最も多い数の新たなチックが報告されていた。そのため，練習を通して最初に一番困っていたチックへの苦痛感が減少しても，他のチックが再び気になってしまう，ということを繰り返していた。また，チックがひどいこともあって，なかなか外出できずに自宅で過ごすことが中心という生活や気持ちの波が大きい点も，症状が軽減しにくい理由の一つだと考えられた。自ら習い事を開始するなどの変化は見られたが，イライラして家族でけんかをした時や，強迫観念が生じる時期には来談が出来ないこともあり，生活全体への支援をする必要が高い事例であったと考えられた。

8-3-3. 具体的な事例の経過

最後に，事例の経過の全体を示すために，最も重症度が高かった事例6を紹介する。来談時のチック症状は，大声を上げるチック，相手の外見や特徴，考えたことを口に出してしまう，卑猥な言葉やののしるような言葉がでてしまう汚言症もあり，加えて自分を叩いたり舌をかむなどの自傷的なチックもみられ，面接中も絶えず何らかのチック症状が出ている状態であった。声の

チックは，廊下の向こう側から聞こえる程度であり，外出もほとんどできず，家の中で終日過ごす生活であった。しかしながら，本人の努力もあり，症状を理解してくれる友人に恵まれ，定期的に家に招いたり，友人と一緒になら外出する様子も語られた。薬物療法はすでに様々なものを試した後であり，行動療法も試してみたいと希望して来談した。

最初のアセスメントの段階で，不安や緊張の強さが顕著にみられていた。STAIによって測定した特性不安は69点（段階：5），状態不安は60点（段階：4）であり，特性不安が5段階中5段階目であったことに加え，質問紙の回答自体にもかなり不安や緊張を覚える様子がうかがえた。また，非常に気を使う様子が面接内の介入者との関係でもしばしばみられた（「あの評価，しなくていいんですか？」と，前回やったことを再度するかどうかを確認するなど）。症状が顕著であるにもかかわらず，笑顔で礼儀正しく，けれど親しげに会話を交わすことから，対人スキルには問題がなく，目立った発達特性もみられないと考えられた。以上から，顕著なチック症状が生活を障害する主な要因となっていることに加え，不安や緊張の強さから，汚言症をはじめとしたチックに対して「言ってはいけない」という考えが強く，そのことがかえって「言ってはいけないと思えば思うほど，その言葉を言ってしまう」という状況を繰り返し体験することにつながり，さらに症状に対する不安や緊張が高まるという悪循環も想定された。また，症状が継続的に生じることで，対人場面での不安や緊張も高まると考えられた。PUTSの得点から，チックに伴う前駆衝動も強く感じており，それゆえにチックをコントロールすることがより難しくなっていると考えられた。

以上の見立てから，①ハビット・リバーサルに基づいた介入が有効だと考えられること，②それに加えて，現在チック症状によって避けてしまっている場への参加を促すことで，コントロールをすることの強化子を獲得するとともに，不安や緊張の軽減も目指すことができる，と考えた。

介入の段階では，ハビット・リバーサルの原理に基づいて，前駆衝動への

気づき，どんな身体的・心理的なサインが，チックが生じる前に生じているのかについて話し合った。その過程で，「声のチックが出るのは，あごのチックが出て痛みを感じた後。」ということに本人が気付き，あごを開き関節をならしまうチックに対して，気づきの訓練，拮抗反応訓練（歯をくっつけた状態で維持する）を実施した。それと並行して，汚言症や大声のチックには Woods et al.（2008）に基づいて深呼吸を拮抗反応として獲得した。結果的に，動きのチックは軽減し，声のチックも深呼吸をしている間は収まることを実感できるようになった。その一方で，汚言症が突発的に出てしまうという状況が続き，彼の苦痛感の中心となっていた。

　汚言症の中でも人の名前を呼ぶ，というチックがあったため，その前にどんなことが生じているか一緒に考えていくと，「特定の人の名前を呼んでしまって，それで怒られるイメージが頭に浮かぶ。そうすると，それが本当に起きる。」と話しており，先行するイメージが感覚現象というよりも強迫症状に近い特性を持っているが，強迫性障害とは異なり，実際にその行動をとってしまうという衝動コントロールの問題が合わさっていると考えられた。また，汚言症の中でも性にまつわる単語は「具体的にはとりあげたくない」とはっきりのべ，言葉自体を言ってはいけないものという意識の強さが伺えた。加えて，機能分析を進める過程で，チックがあるせいで，家族と数年食事をしていないなど，様々な行動を避けるようにしてきたことが分かった。そこで，行動活性化と ERP の発想を取り入れ，「チックによる不安階層表」を一緒に作成し，その行動目標を達成するために，ハビット・リバーサルを続けることを提案した（Table 8-5）。この取り組みを始めてから，汚言症に対する主観的な苦痛の軽減が見られるようになった（Figure 8-5）。

　その後も，音声チックだけはイベントの前後や精神的に不安定になると増減が続き，十分な改善が得られたとはいえない状態が続いていた。しかし，しばらく手がつけられなかった勉強を始めたり，ランニングに出かけるなど行動面の活動性が高まっていった。徐々に外出ができるにつれ，自分自身の

第8章 行動療法プログラムの効果の検討（研究3）

Table 8-5. チックに対する不安階層表

不安得点	行動
100	電車に乗る
90	一人でコンビニや売店に行く
80	近所でランニング
70	一人でスーパーに行く
60	マンガを買いに行く
50	家族と一緒に食事をする
40	久しぶりに会う友達とフットサルをする
30	行きなれた床屋に行く
20	友達とスーパーに行く
10	家の周りを一周してくる
0	車の中で過ごす

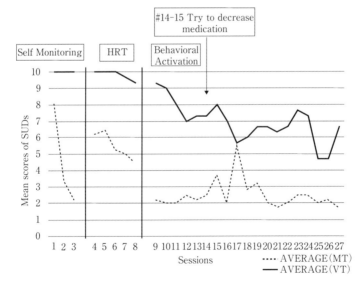

Figure 8-5. 主観的な苦痛の変化（事例6）

考えの傾向（「失敗してもいいとは思えない」）を理解したり，「行動をしていくことが大事だとわかった」といった報告がなされるようになった。コンビニに一人で買い物に出かけられるようにもなり，アルバイトをしてみることを考えるなど，前向きな状態となったため，介入者の卒業に伴い終結となった。

8-4. 考　察

8-4-1. 行動療法の有効性

　本研究の参加者のうち，改善したと判断できる程度チック症状が改善した者は7名中3名であった（42.9％）。介入効果を得られた者の割合は，大規模RCTの結果と近かった（52.5％, Piacentini et al., 2010；38.1％, Wilhelm et al., 2012）。しかし，チック症状の改善度は18％であり，先行研究に比して低い数字であった。変化量は低かったものの，チックが行動療法のプログラムと明確に関係して増悪したものはみられず，チックに伴う社会機能の障害やチックに対する主観的な苦痛が改善していた。チックに対する行動療法に対しては，チックの悪化を懸念する指摘がしばしばある（Scahill et al., 2013）が，そうした症状悪化はこうした臨床症状の改善から確認されなかったといえる。そのため，援助の選択肢が限られているトゥレット症候群に対しての新たな援助の選択肢として，CBITは国内で普及していく価値がある介入だと位置づけることが出来るだろう。特に，本研究の対象者はいずれも薬物療法を試みたことがあるものであり，服薬だけでは十分に症状が改善されない者に対して，治療の選択肢を広げることができたという意味で意義が大きいと考えられる。

　その一方で，前駆衝動の改善が本研究では確認されなかった。ERPの有効性を検討したVerdellen & Hoogduin（2008）の研究では，ERPの手続きで前駆衝動への馴化が生じると指摘している。こうした結果の差異は，手続

きの違いが影響していると考えられる。Verdellen & Hoogduin（2008）の研究では，介入開始時に最も頻度が高く影響が大きいチックを4つ選択し，それらに伴う感覚について尋ねるという方法を取っていた。本研究で用いたような全般的なチックに伴う前駆衝動に対する評価では，介入前後の前駆衝動の変化を捉えるには十分ではないと考えられた。今後は介入の対象としたチックそれぞれについての感覚の変化を，より生物学的な指標も用いて測定し，前駆衝動とチックの重症度の関係や行動療法の改善メカニズムの関係を検討していく必要があるだろう。

　本研究ではチックに伴う主観的な苦痛も軽減するという傾向がみられた。主観的な苦痛の軽減の仕方によって，事例の経過を比較した結果，チック症状そのものの改善だけではなく，機能分析に基づいた手続きによってチックに伴う苦痛感が軽減した対象も多いと考えられた。例えば，事例4では，母親がチックが出ると注意していたが，「練習しようよ，できるよ」という趣旨の声掛けをするようになったことで，本人のチックに伴う苦痛感が軽減していた。第7章で示したように，我が国のチックへの行動療法において家族への介入を併用している研究は多かったが，こうした従来の実践とも合致する結果だといえるだろう。これはあくまで仮説にすぎないため，機能分析の重要性や，本人のチックに対する捉え方が介入の前後でどのように変化するのか検討することが，援助過程を理解するうえで重要だと考えられる。

8-4-2. 強迫性の影響の検討―汚言症の特殊性

　本研究の対象者では，チックに対する主観的な苦痛が汚言症に対しては軽減しにくいことが示唆された。汚言症を有していた事例3（「むずむずするとかそういう感覚がなく，突然出ちゃう」）と事例6（「頭の中がそうした単語でいっぱいになってしまい，出したらどうなるんだろうと想像すると，本当にそうなってしまう」）は独特の認知過程について言及しており，ハビット・リバーサルに基づいた介入だけでは改善が見られなかった。以上の結果から，汚言症の中

でも，前駆衝動を感じることが難しいような突発的な症状に対しては介入の際に工夫が必要だと考えられる。

そもそも，汚言症を有する場合，チック全体の重症度の高さと関係があると McGuire, Nyrabahizi, Kircanski, Piacentini, Peterson, Woods, Wilhelm, Walkup, & Scahill（2013）では指摘している。Kano et al.（2010）でも，汚言症の存在は強迫症状と関係していることを明らかにしている。こうした先行研究からは，汚言症を呈するような症例は器質的に強迫性や衝動性が高く，チックも重症化しやすいと考えられる。それに加えて，汚言症を有することで後に発展していく二次的な心理的困難の影響も支援の際には考慮する必要があるのではないか。Freeman, Zinner, Müller-Vahl, Fast, Burd, Kano, Rothenberger, Roessner, Kerbeshian, & Stern（2009）は，汚言症や汚行動症が存在すると，社会への影響が大きいため，患者自身の主観的な重症度が高まると指摘している。成人のトゥレット症候群と強迫性障害を併発する患者の特徴について検討した福原・三戸・山西・向井・柳澤・中嶋・前林・林田・山田・松永（2013）の調査では，トゥレット症候群を併発する場合のほうが，併発しない強迫性障害患者よりも社交不安傾向が有意に高いなど，対人機能への症状の影響を指摘している。トゥレット症候群の者は一般人口に比べて鬱症状を呈する者が多いと指摘した Robertson, Williamson, & Eapen（2006）の研究においても，併発率の高さは長期的に症状を有することによる心理面への影響である可能性を示唆している。また，汚言症に対して親が罪悪感を抱きやすく，叱責される経験が増えるという指摘もなされている（Shapiro & Shapiro, 1988a）。以上の先行研究から，汚言症を呈する対象はもともと強迫性や衝動性が高いものであった可能性もあるが，さらにその症状による影響で二次的に不安や強迫症状が高まっている可能性があると本研究からは考えられた。そのため，単純なチックよりも認知的な過程がその増悪や意味づけに影響していると考えられる。

こうした考えに基づき，実際の事例ではチックに伴う不安階層表を作成し

て，行動活性化を意識した介入を行った。その結果，ハビット・リバーサルの過程では改善がみられなかった音声チックへの主観的な苦痛にも軽減が確認された。チック症状自体は十分に改善したとはいえないが，今までは症状のせいでできなかったことができるようになるなど生活の広がりが見られた（コンビニでゆっくり買い物ができる，親戚と一緒に食事ができる，など）。以上から，機能分析の結果，症状に伴う不安や緊張の影響が大きいと考えられた場合には，強迫性障害に対する介入で用いられていたような生活を広げていくような支援を組み込んでいくことが有用だと考えられる。

　少し古い事例となるが，Pitman & Jenike（1988）は，強迫観念が汚言症に先行する可能性について事例研究を通して考察している。なにか人をからかってしまう言葉を言ってしまう衝動にかられ，それにとらわれてしまう様子や，そうした言葉を言ってしまう恐怖心から社会的に孤立しがちなこと，学校にも行きたくないと感じていたことなど，本研究で最後に紹介した事例6と類似した点が多い。Pitman & Jenike（1988）は，事例は限りなく強迫に近いものの，実際に行動をしてしまうこと（実際に言葉を発してしまうこと）が，唯一強迫性障害よりもトゥレット症候群に近い特徴だと指摘している。こうした，汚言症を発したくなる衝動はメンタル・コプロラリアと呼ばれており，その存在は長く指摘されてきた。Eddy et al.（2013）の調査によれば，汚言症やメンタル・コプロラリアと強迫症状には相関関係はなく，チックの重症度とのほうが相関があることが確認されている。また，114名の患者の臨床特徴の分析をしたShapiro & Shapiro（1988a）の調査の結果でも，強迫性障害や強迫症状よりも，注意欠如障害との関係のほうが強いことが指摘されている。以上の先行研究から，汚言症自体は本来強迫症状自体よりも衝動コントロールの問題との関係がより強いと仮定できる。そのため，汚言症に行動療法を試みた先行研究は少ないが，負の練習の報告やタイムアウトの利用，リラクセーション法など，チックに対する介入の応用が多かった（Lahey, McNees, & McNeesMC, 1973 ; Friedman, 1980）。Freeman et al.（2009）によれば，

汚言症に特化した治療の報告は薬物療法によるものかボツリヌス療法を用いた報告しかなかったと述べ，治療の発展が必要だと指摘している。本研究の対象者のように，メンタル・コプロラリアに対する過剰な評価がそれへのとらわれへとつながり，強迫観念に近い性質を帯びるようになっていたり，予期不安が生じて社会生活に支障が出たりしている場合には，強迫症状への介入の応用が可能となるかもしれない。原田（2014）は，性的な強迫観念に対しては，患者の回避が働き，十分な曝露が試みられていないことがあること，そうした患者にはその言葉を書くという比較的抵抗の低い方法で曝露を実施することが可能であることを示唆している。こうした認知過程への介入を導入することの有効性は未だ検討されておらず，今後その有効性を検証する必要があるだろう。

8-5. 本研究の限界と展望

　本研究の限界は大きく分けて2つ挙げられる。第1に，本研究の対象者は7名であり，少人数による検討であった。また，対照群も設けていなかったことから，本研究の結果から，行動療法の有効性が示されたとは言い難い。今後は対照群を設けたり，人数を増やしての効果の検討が求められると考えられる。第2に，介入の質についての評価がなされていなかった点が挙げられる。トゥレット症候群に対して行動療法を用いて介入した専門家は国内では少なく，第三者による評価を行う体制を作ることは難しかった。そのため，介入の質が十分に確保されていたとはいえないだろう。今後は効果研究を成功させたグループとの共同研究などを通して，介入の質についても保証していく取り組みが重要だと考えられる。

　しかしながら，本研究は国内において重症な慢性チック障害であるトゥレット症候群に対して複数例に行動療法を実施し，海外と比較可能な尺度で効果を測定し検討した初めての研究だと位置づけることが出来る。また，本

研究ではいくつかの仮説が見出された。第一に，チックに対する主観的な苦痛の軽減はチック症状の客観的な減少とは異なったプロセスをたどることが示唆された。チック症状が減少しなくとも，チックに対する苦痛の軽減を報告した者がいるということは，チック症状自体だけではなく，チックに対する捉え方や周囲との関係も二次的な症状（不安やうつ）に影響している可能性がある。こうしたチック症状自体だけではなく，そこから派生する問題が発展するプロセスも明らかにする必要があるだろう。加えて，本研究からは，汚言症を有している対象の特殊性が示唆された。近年，トゥレット症候群の中にもさまざまな亜型があると考えられている。Cavanna & Servo（2009）のレビューでは，トゥレット症候群を，慢性チック障害，純粋なトゥレット症候群（pure Tourette Syndrome），完璧なトゥレット症候群（full-blown To-

Table 8-6. 慢性チック障害やトゥレット症候群内の亜型ごとの特徴
（Cavanna & Servo, 2009, 筆者訳）

	Chronic tic disorder	Pure TS	Full-blown TS	TS-plus
運動チック	＋／－	＋	＋	＋
音声チック	＋／－	＋	＋	＋
エコフェノミナ	－	－	＋／－	＋／－
パリフェノミナ	－	－	＋／－	＋／－
コプロフェノミナ	－	－	＋／－	＋／－
性的ではないが社会的に不適切な行動	－	－	＋／－	＋／－
強迫的に触る行動	－	－	＋／－	＋／－
吃音	－	－	＋／－	＋／－
自傷行動	－	－	－	＋／－
ADHD	－	－	－	＋／－
強迫性障害	－	－	－	＋／－
Depression	－	－	－	＋／－
気分障害	－	－	－	＋／－
人格障害	－	－	－	＋／－

urette Syndrome），トゥレット症候群＋（Tourette syndrome plus）というスペクトラムでとらえることを提唱しており，汚言症，エコラリア，パリラリアといった現象があるかどうかはトゥレット症候群内の多様性を理解する一つの特徴だと示唆されている（Table 8-6）。Table 8-6をみると，こうした言語や行動のチックの存在は，他の併発症を有する一群と関連が深いことが想定される。本研究の結果からは，強迫症状と汚言症の関連について見出されたものの，あくまで少人数の検討から仮説が得られたという段階であり，実証的な研究の蓄積が求められるだろう。

第9章 チック障害に伴う心理的困難と
強迫性の関連（研究4）

　本章では，チックに対する本人の捉え方が，二次的に生じる心理的な困難にどのように影響するのかを検討した。対象は大学病院のトゥレット症候群患者と日本トゥレット協会会員の合計44名であった。質問紙による調査の結果，汚言症を有している対象は，有していない対象に比較してより強迫症状が高いことが示唆された。また，不安症状はチックに対する動揺と強迫症状によって，うつ症状は親が評価する運動チックの重症度と強迫症状によって予測されることが示された。本研究の結果から，チック障害を持つ本人が抱く様々な心理的な困難は強迫症状との関連が深いことが示された。

9-1. 問題と目的

　本章では，研究3で示された仮説の実証を目指すこととした。研究3の結果，チックの重症度の変化が見られなくとも，チックに対する主観的な苦痛が下がる傾向がみられた。このことから，チックの重症度が社会機能や二次的な心理的困難と関係する場合には，何らかの要因が媒介している可能性が示唆された。また，汚言症が存在する場合は強迫症状との関連が深く，その関連には器質的な要因に加えて，社会場面に対する緊張や不安の高まりのような二次的な要因も影響している可能性があると考えられた。以上の結果を踏まえて，本章では2つの目的をたてた研究を行った。
　第一に，汚言症を併発する事例の特徴を理解することである。研究3では汚言症を有する対象に行動活性化に基づいた介入を行ったところ，症状への主観的な苦痛感が軽減することが示された。このことから，汚言症はその性

質から，症状にともなう緊張状態や不安状態，社会場面への回避などの二次的な問題が生じやすく，強迫症状と類似した性質を伴う可能性が示唆される。Freeman et al.（2009）の調査では，7か国から得られた597人のトゥレット症候群患者のデータベースを検討した結果，男性患者の19.3％，女性患者の14.6％が経過の中で一時的であれ汚言症や汚行動症がみられていたことを示唆した。しかし，それらの存在は必ずしも経過の長期化と関係はしておらず，最も関係が強かった事象はチック以外の繰り返し行動の存在や併発症の数であった。このことから衝動や行動の制御の問題との関連が指摘されている。Freeman et al.（2000）による調査でも，汚言症と自傷行動の存在頻度は併発症の数と関連があると示唆している。Eddy & Cavanna（2013）の研究では，汚言症とQOLとの関係を検討し，汚言症の存在が単独でもQOLの悪さを予測し，この関係は不安や抑うつによって媒介されなかったことを示唆している。この結果から，不安や抑うつの程度と関係なく，汚言症の存在はQOLに影響を及ぼすと言われている。また，強迫症状よりもADHD傾向と汚言症のほうが関連が深かった（Eddy et al., 2013）。前章での議論に加え，以上の先行研究からも，汚言症は純粋な強迫症状とは異なり，衝動性の高さや衝動制御の難しさとより親和性の高い概念であることが想定できる。そして，そうした衝動性の高さが，「やってはいけないけれどやってしまう」という結果につながり，その考えに強迫症状のようにとらわれやすくなると考えられた。そこで，本研究では，汚言症を有している者は強迫傾向が高いという仮説を立てた。すなわち，もともとは衝動制御の難しさによって生じやすくなる症状であるが，次第にその症状からくる社会場面への緊張や不安，症状を制御できないことに伴う罪悪感など心理面での変化が，後の強迫傾向を高めると考えた。

　第二の目的は，チックに対する捉え方の影響を検討することである。チックに対する捉え方やトゥレット症候群に伴う心理的困難については近年注目が集まっている。Cohen, Sade, Benarroch, Pollak, & Gross-Tsur（2008）は，

トゥレット症候群の子どもの不安や抑うつ感が，帰属意識の所在（locus of control）と養育態度にどのように影響を受けるのかを検討した。その結果，チックの重症度は抑うつとは関係したが不安とは関係がなく，併発症状の重症度（ADHD症状や強迫症状）の程度は抑うつとも不安とも関係していた。また，原因帰属のあり方や養育態度は，不安や抑うつと関係していた。しかし，不安と抑うつを両方とも予測する変数としては，帰属意識の所在とADHD傾向が残るという結果であった。以上の結果から，チック症状の重症度だけではなく，本人の内的な世界の捉え方の影響も考慮する必要があると指摘されている。Steinberg, Harush, Barnea, Dar, Piacentini, Woods, Shmuel-Baruch, & Apter（2013）は，チックの表出や抑制と関係した思考や感情について測定するBeliefs About Tics（BATS）という尺度を開発し，13歳以上で，抑うつ症状とBATSの得点が関係するが，それよりも年齢が低いと相関しないことを指摘している（BATSの高さは，チックを抑制することに対するネガティブな思いや感情の強さを表す）。この結果からも，チックを抑えることに伴う苦痛感や困難への捉え方は，年齢が上がるにつれて変化していき，抑うつに影響を与える傾向があると考えられる。Cavanna & Servo（2009）のレビューでも，うつ症状は器質的に直接トゥレット症候群と関係しているというよりも，しばしば併発する強迫性障害やADHDと関係が深く，かつトゥレット症候群に罹患しているという状態が心理的に苦痛を伴わせたり，いじめを受ける経験につながったりするなどの理由によってうつ症状が併発しやすくなる可能性を示唆している。以上の先行研究から，慢性の障害を有していることに伴うストレスにより，心理的ストレスが高まっていく可能性が示唆される。こうしたチックに対する捉え方は環境の影響が大きいことが想定されるため，我が国において，チック障害を抱えた子どもたちがどのように自らの症状を捉えているか，そしてそれが他の心理的困難にどのように関係するのかを検討することは重要だと考えられる。そのため，「主観的なチックの捉え方が，心理的困難を高める。」という仮説をたてて，検証すること

を第2の目的とした。

9-2. 方　　法

9-2-1. 対　　象

　対象は，チック障害の診断を持つ子ども及び親であった。研究参加者はA大学附属病院の外来患者と日本トゥレット協会の会員であった。A大学附属病院の患者に対しては，研究に参加可能と判断されたものに主治医が研究説明の可否について尋ね，合意が取れたものにのみ，主治医とは独立して筆者をはじめとした共同研究者から研究説明を行った。そして，同意を得られたもののみ研究に参加した。日本トゥレット協会会員に対しては，日本トゥレット協会会長に許可を得て，会員に一律に質問紙を送付した（送付数157通）。当事者が対象年齢外の会員も多かったが，個人情報保護の観点から各会員の年齢は把握できなかったため，対象年齢以外の者に対しても質問紙を送付することとなった。

　調査対象とする年齢は子どもの年齢が6歳から22歳までの者とし，本人が回答が困難である可能性を考慮して保護者のみの調査参加も可能とした。また，質問紙への回答に問題がない程度の知的水準を有していることもリクルートの際の基準とした。

9-2-2. 調査項目

　質問項目は親と子それぞれ異なり，また外来患者とトゥレット協会では内容が異なっていたため，本研究で分析に用いた項目をTable 9-1にまとめた。それぞれの尺度について説明していく。

第9章　チック障害に伴う心理的困難と強迫性の関連（研究4）　　123

Table 9-1. 調査に用いた質問項目一覧

	本人	親	測定するもの	トゥレット協会会員
1	チックへの対処満足度		チックへの対処満足度	○
2	チックの捉え方		チックに対する主観的な捉え方	○
3	STAIC		不安	○[a]
4	CDI		うつ	×
5	LOI-CV		強迫症状	○
6	感覚現象の簡易版		感覚現象	○
7		TSSR	チック（保護者評価）	○
8		ADHD-RS	子どもの ADHD 傾向	○
9		基礎情報	親より属性記入	○

a. 外来患者に調査を行ったところ，特性不安と状態不安の相関が高かったため（$r=.70$, $p<.01$, $n=23$），トゥレット協会宛てに配布した STAIC は，特性不安のみとした。

9-2-2-1．チックへの対処満足度（Matsuda, Kono, Nonaka, Fujio, & Kano, 2016）

チックに対する主観的な対処スキルについての満足感を，Visual Analogue Scale（VAS）で測定した。「あなたは現在，自分のチックに対してどれぐらい満足に対処できていますか？　チックに十分上手く対応できており満足している場合を100として，下線上の0から100までの間に，印（たての線）をつけてください。」と尋ね，100を「チックに十分に対処できている」，0を「チックへの対処にひどく不満がある」，と記した線上に印をつけてもらった。チックへの対処満足度得点は，主観的な生活への満足度を予測するという結果が Matsuda et al. (2016) において示唆されている。

9-2-2-2．チックへの捉え方

トゥレット症候群の子どものチックに対する捉え方について測定する尺度は以下の過程で作成された。まず，本書第10章において掲載した保護者を対

象としたインタビュー調査の結果から，トゥレット症候群の保護者に特有の心理過程として，"周囲からの目が気になる傾向"，"チックに対する動揺"，"社会からの孤立感"が重要だと示唆された（野中，2012，第10章参照）。この質的研究の結果をもとに，この三要素を測定する保護者を対象とした質問紙を作成した。作成された質問紙の内容を児童精神科医１名，精神保健福祉士１名，心理士３名で検討し，最終的な項目を決定した。

　こうした保護者向けに作成された質問紙であったが，児童・思春期強迫性障害を対象とした先行研究において，親の認知的バイアスと子どもの認知的バイアスが年齢が低いほど関係が深いという指摘が存在していることや (Farell, Waters, Zimmer-Gembeck, 2012)，親子間で不安が伝達しやすい理由として家庭内での情報の伝達の仕方や親自身の捉え方の関係を指摘する議論も存在する (Essau, Ishikawa, & Sasagawa, 2011)。以上の先行研究から，チックについての捉え方について，子どもを対象に類似した項目を用いて測定することとした。"社会からの孤立感"は，保護者が子どものために症状について説明をしにいく必要性の感じ方や，援助機関で感じる理解してもらいにくさが中心となる概念であったため除外し，"周囲の目が気になる傾向（以下，周囲からの目）と"チックに対する動揺"（以下，チックへの動揺）という２側面についての子ども自身を対象にした質問紙を作成した。周囲からの目は７項目，チックへの動揺は６項目からなり，４件法で，「１．あてはまらない」，から，「４．すごくあてはまる」，の中で，最もあてはまるものに丸をつけてもらった。

　実際に得られたデータから，α係数を算出したところ，周囲からの目は元々設定していた７項目のα係数は.895であり，内的整合性は十分だと考えられた。それに対して，チックへの動揺を測定するために作成した６項目では，α係数が.506と十分ではなかった。各項目を除外した時のα係数を検討した結果，第12項目「チックがいつどんな時に出るかわかる（反転項目）」を除去すると，α係数が.627まで高まったため，第12項目を除外して

統計量を算出した。その後，両下位尺度同士の相関を検討したところ，非常に高い相関が確認された（$r=.82, p<.01$）。そのため，両下位尺度を統合し，「チックに対する捉え方」を測定する1つの尺度として扱うこととした。最終的な12項目のa係数は.87で内的整合性は十分であることが確認された。

9-2-2-3. the State-Trait Anxiety Inventory for Children（STAIC：曽我，1983）

STAICは，我が国で不安を測定する際にしばしば用いられるSTAIの子ども版である（Spielberger, Edward, Lushene, Montuori, & Spelberger, 1973）。状態不安と特性不安をそれぞれ20項目で測定する質問紙であり，日本語でも標準化されている（曽我，1983）。本来使用が推奨されるのは児童期までであるが，思春期まで用いている先行研究も存在する（Kiliç, Kiliç, & Yilmaz, 2008；Ross, Davis, & Hogg, 2007）ため，児童期から思春期まで統一した尺度で不安の程度を測定するために，STAICを用いた。

9-2-2-4. Children Depression Inventory（CDI : Kovacs, 2003）

CDIは世界で頻繁に用いられるうつ尺度の一つであり，高い信頼性と妥当性が示されている。CDIのマニュアルでは，カットオフの値は13点か20点とされている（Kovacs, 2003）が，佐藤・石川・下津・佐藤（2009）による中学生を対象とした調査では，31点以上の者がうつ病の診断に該当する者が多いと示唆されており，スクリーニングツールとしての基準は曖昧である。そのため，子どもの状態をアセスメントするツールとして用いることが望まれる（Matthey & Petrovski, 2002）。

CDIは外来患者にのみ実施することとした。その理由として，外来患者に実施した際に，欠損値が多くみられたため個別での質問項目の確認が必要であったこと，日本トゥレット協会会員の中に自殺念慮や抑うつの程度が強いものがいることが把握できたとしても，緊急対応が難しいため，項目への回答がそうした傾向を助長するリスクを考えると避けたほうがいいと考えた

ためであった。

9-2-2-5. Leyton Obsessional Inventory -Child Version（Berg, Rapoport, & Flament, 1986）

　成人向けに作成された強迫的な行動や考えについて測定する自記式尺度のLOI（Cooper, 1970）の子ども向けの尺度である。日本語版は林・吉橋・岡田・谷・大西・中島・松本・土屋・辻井（2012）によって，標準化がなされ，信頼性と妥当性が示されている。初めに，各項目に挙げられた強迫症状の有無について問い，あると答えた者にはさらに，その症状があることで生活上に支障が生じるかどうかを問うという構成になっている。症状が「ない」を0点，「ある」と回答した者の中で「そのことがあっても，自分のしたいことができます」を1点，「そのために，少しだけ，他のことができなくなります」を2点，「そのために，他のことができなくなることがあります」を3点，「そのために，たくさんのことができなくなります」を4点，として点数を計上する。20項目について以上の5件法で問い，合計点を算出した。また，下位項目として，一般的強迫傾向，汚れ・整理への強迫，数・縁起への強迫が算出できるように構成されている。本研究に使用するにあたって，日本語版を作成した林陽子らのグループと原著者であるRapoport教授に使用許可を得た。

9-2-2-6. 感覚現象簡易調査票

　感覚現象とは，チックや強迫症状に伴う，もしくは単独で存在する，身体感覚の違和感や不完全な感覚である（Rosario-Campos, Prado, Borcato, Diniz, Shavitt,. Hounie, Mathis, Mastrorosa, Rosana, Patricia, Eduardo, Carlos, Leckman, & Miguel, 2009）。前駆衝動も感覚現象の一つに含まれる。視覚的・聴覚的・触覚的に"まさにぴったり（just right）"という感覚や，そうした五感を伴わなくとも心理的に，まさにぴったりを求める感覚，また何かこみあげてくる

ようなエネルギーと表現されることもある。そうした感覚を解消するために，チックや強迫行動が行われることがある（Summerfeldt, 2004）。

本研究で用いた感覚現象簡易調査票は，University of São Paulo Sensory Phenomena Scale（USP-SPS：Rosario-Campos et al., 2009）を参考として，金生・川久保・松田・野中・石井・蔦森・濱田・森田（2012）により作成された。USP-SPS では，A. 身体的感覚，B. 視覚，聴覚，触覚によって引き起こされる"まさにぴったり"という経験，C. 不完全な感じ／"まさにぴったり"と感じる必要性，D. 湧き上がり，解き放つ必要のあるエネルギー，E. 反復行動をしたいという衝動，という5つの領域について患者に尋ね，それらを総合して，頻度，苦痛，社会的支障をそれぞれ評価する。こうした5つの領域ごとの重症度を把握するために，それぞれの項目について，「全くない」，「たまにある」，「ある」，「ほとんどいつもある」の4件法で頻度を尋ね，さらにチックや強迫行動の有無についても尋ねた項目を追加した合計6項目からなる尺度であり，その合計点を感覚現象の重症度とした。

9-2-2-7. Tic Symptoms Self Report scale（TSSR：Scahill, Leckman, Schultz, Katsovich, & Peterson, 2003）

TSSR は，チック症状についての自記式・養育者記入式の尺度である。運動チック，音声チックそれぞれ20項目のチェックリストがあり，それぞれに対して，過去1週間の頻度と強さを考慮して，「0：過去一週間は症状は全くなかった」から，「3：チックは非常にしばしばあり，とても強かった」について評価していき，その合計点を算出する。Risperidone や Atomoxetine の有効性を検討した研究で，YGTSS と併用する形で用いられている（Scahill et al., 2003；Allen, Kurlan, Gilbert, Coffey, Linder, Lewis, Dunn, Dure, Sallee, Milton, Mintz, Ricardi, Erenberg, Layton, Feldman, Kelsey, & Spencer, 2005）。日本語版は原著者の Scahill 教授に許可を取り，バックトランスレーションの手続きに沿って作成した。日本語版の妥当性は，野中・松田・河野・藤尾・金生

(2013)において検討され，YGTSSのデータと運動チックの重症度は$r=.69$，音声チックの重症度は$r=.70$，合計得点は$r=.68$の相関が得られることが示されるとともに，社会機能の重症度やチックに伴う生活への支障との相関関係はYGTSSの相関と類似することが示されており，探索的ながらその妥当性は支持されている。

9-2-2-8. ADHD-Rating Scale (ADHD-RS：DuPaul, Power, Anastopoulos, & Reid, 1998, 坂本訳, 2008)

ADHD-RSは，不注意に関する9項目と，多動／衝動性に関する9項目の合計18項目で構成される養育者や教員によって行動評価をする尺度である。「ない，もしくはほとんどない」を0点，「非常にしばしばある」を3点として，4段階で評価し，不注意得点と多動・衝動性得点を算出することができる。ADHD-RSは出版社著作権管理機構によって版権が管理されており，本研究では同機構から版権を必要部数購入して使用した。

9-2-2-9. 基礎情報

以上のような標準化された尺度の他に，①年齢，②性別，③現在の処遇，④主なチック，⑤併発症の有無という項目についての記入を依頼した。

9-2-3. 分析方法

全回答数は，外来患者において39名，トゥレット協会会員は63名（回収率の参考値：40.1％）であった。そのうち，年齢が22歳以下の者に限定し，保護者の回答により測定されるチックの重症度（TSSR）と，チックへの捉え方についての回答に欠損値のない45名（外来患者：22名，うち女性2名，TS協会患者：22名，うち女性5名）を分析に含めた。

対象の記述統計を算出した後に以下の分析を行った。まず，本研究の第1の仮説を検討するために，汚言症の有無をTSSRのチェック項目から抽出

し，あり群となし群で，チックの重症度，強迫傾向，ADHD 傾向に差異がないか，独立サンプルの t 検定で検討した。次に，第2の仮説である本人の捉え方の心理的困難への影響を検討するために，各臨床症状同士の相関を算出した。最後に，特性不安と抑うつ症状を従属変数として，ステップワイズ法に基づいた重回帰分析を行った。分析の際に用いたのは，SPSS ver.18であった。

9-3. 結　果

9-3-1. 基礎情報の算出

本研究の対象者の基礎属性を Table 9-2に示した。外来患者とトゥレット協会会員で属性に差異がないか検討したところ，基礎属性やチック症状，強迫症状に差はないものの，対処満足度のみ，トゥレット協会会員の方が低かった。

9-3-2. 汚言症の有無による属性の差異の検討

保護者によるチック症状を評価する TSSR の記述から，「卑猥なことばやののしり」の項目があると評価されていたものを汚言症のあるものとして抽出した。ただし，外来患者に限り，本人との面接評価の中で汚言症の存在を本人があると回答した1名は汚言症ありとして計上し，質問紙では該当項目をありと回答していたが，面接評価の中では言語性のチックが確認できなかった1名は汚言症なしとして計上した。その結果，外来患者で2名（9.1％），トゥレット協会会員では6名（26.1％）が該当した。

汚言症の有無で臨床症状を比較した結果，本研究で想定したとおり音声チックの重症度（汚言症有：$M=10.3$ [$SD=7.1$]，無：$M=5.1$ [$SD=3.8$]，$t=2.9$, $df=42$, $p<.01$），LOI-CV による強迫症状得点（汚言症有：$M=30.3$ [$SD=13.4$]，

無：$M=19.3$ [$SD=13.0$], $t=2.1$, df=39, $p=.04$) が汚言症を有している対象では有意に高かった。また，LOI-CV で測定される下位項目ごとに比較した結果，数・縁起の強迫症状の得点には有意差が確認されたが，一般的強迫傾向の差は有意傾向に留まり，汚れ・整理の強迫症状には差がみられなかった（数・縁起，汚言症有：$M=1.25$ [$SD=.60$]，無：$M=.55$ [$SD=.73$]，$t=2.1$，$df=39$,

Table 9-2. 基礎属性

	外来患者 (n=22)	トゥレット協会 (n=22)	p値
基礎属性			
年齢	13.0 [3.1]	14.3 [4.2]	.28
ADHD	4 (18.2%)	6 (27.3%)	.47
強迫性障害	4 (18.2%)	5 (22.7%)	.71
TSSR	14.2 [8.8]	18.6 [11.5]	.16
Motor tics	9.3 [7.1]	11.4 [7.9]	.35
Vocal tics	4.9 [4.4]	7.2 [5.2]	.12
LOI-CV	18.1 [12.4]	24.7 [14.2]	.12
STAIC trait	38.1 [10.8]	39.0 [8.6]	.75
ADHD-RS	14.0 [12.7]	17.3 [12.3]	.39
不注意	9.2 [7.0]	11.9 [8.2]	.26
多動・衝動性	4.8 [6.3]	5.4 [4.5]	.72
感覚現象	13.7 [4.9]	15.0 [4.5]	.37
対処満足度	56.8 [30.5]	36.8 [28.5]	.03*
チックの捉え方 [b]	2.2 [0.8]	2.5 [0.9]	.31
周囲の目	2.1 [0.9]	2.5 [1.0]	.15
チックへの動揺	2.5 [0.7]	2.5 [0.8]	.86

a. [ ] は SD，( ) 内は比率。
b. 下位項目の項目数が異なるため，項目数で除した値を報告した。そのため，1 から 4 の値を取る。
*：$p<.05$

$p=.04$)。他の臨床症状やチックに対する捉え方には有意な差はみられなかった。

9-3-3. 本人の捉え方の影響

初めに，STAICで測定した特性不安と臨床症状やチックに対する捉え方との相関を求めた（Table 9-3）。特性不安を従属変数とし，相関がみられた変数を説明変数として投入したステップワイズ法による重回帰分析を行った。ただし，チック症状の合計得点と運動チックの相関が高かったため，運動チック得点のみ投入することとした。その結果，強迫傾向の高さとチックへの捉え方が不安の高さを予測する変数として残存した。調整済みR二乗は55.6%であった（Table 9-4）。

次に，外来のトゥレット症候群患者に限定して，抑うつ感を予測する変数について以下の手順で検討した。まず，CDIとその他臨床属性の相関を検討した（Table 9-5）。その結果から，相関がみられた変数を独立変数として，

Table 9-3. 特性不安とその他の変数の相関

	1	2	3	4	5	6	7	8
1. 特性不安								
2. チックの捉え方	.63**							
3. 運動チック	.44**	.57**						
4. 音声チック	.11	.43**	.39**					
5. チック症状	.37*	.61**	.90**	.75**				
6. 強迫症状	.63**	.35*	.20	.25	.26			
7. 感覚現象	.53**	.54**	.41**	.24	.40**	.62**		
8. 対処満足度	-.40**	-.45**	-.44**	-.23	-.42**	-.36*	-.43**	
9. ADHD症状	.15	-.01	.25	-.12	.12	.34*	.29	-.26

*：$p<.05$，**：$p<.01$
a. 強迫症状（$n=41$）。ADHD症状（$n=43$）。

Table 9-4. 特性不安を予測する変数

		B	SEB	β	t値	p
1		28.8	2.3		12.7	.00
	強迫症状	.45	.09	.63	5.0	.00
	R_{adj}^2	.38				
2		18.2	3.2		5.7	.00
	強迫症状	.33	.08	.47	4.1	.00
	チックの捉え方	.46	.11	.46	4.1	.00
	R_{adj}^2	.56				

Table 9-5. うつ症状と関連する変数 (n=22)

	1	2	3	4	5	6	7	8
1. 抑うつ傾向								
2. チックの捉え方	.64**							
3. 運動チック	.65**	.55**						
4. 音声チック	.07	.24	.15					
5. チック症状	.55**	.56**	.87**	.61**				
6. 強迫症状[a]	.66**	.50*	.34	.04	.29			
7. 感覚現象	.48*	.62**	.55**	.13	.51*	.42		
8. 対処満足度	-.69**	-.52*	-.65**	-.25	-.64**	-.29	-.49*	
9. ADHD症状	.30	.02	.43*	-.16	.26	.35	.27	-.25

*: $p<.05$, **: $p<.01$
a. 強迫症状のみ (n=20)。

CDI の得点を従属変数としたステップワイズ法による重回帰分析を行った。その結果，運動チックの重症度と強迫症状が独立変数として残存した。調整済み R 二乗の値は71.5%であった (Table 9-6)。

第9章　チック障害に伴う心理的困難と強迫性の関連（研究4）　　　133

Table 9-6. 抑うつ症状を予測する変数

		B	SEB	β	t値	p
1		4.6	2.0		2.3	.03
	運動チック	.81	.17	.75	4.8	.00
	R_{adj}^2	.54				
2		.86	1.9		.46	.65
	運動チック	.65	.14	.60	4.6	.00
	強迫症状	.29	.08	.45	3.5	.00
	R_{adj}^2	.72				

9-4. 考　察

　本研究の目的は，①汚言症の存在は強迫性の高さと関係が強い，②トゥレット症候群の子どもの主観的なチックの捉え方が心理的困難と関係する，という2つの仮説を検討することであった。以下，それぞれについて見出された示唆を述べていく。

9-4-1. 音声チックの影響について

　本研究の対象者では汚言症を有する者の割合は，外来患者では2名（9.1％），トゥレット協会会員では6名（26.1％）であった。先行研究では，およそ15％前後の対象者が汚言症を有していると指摘されていたため（Freeman et al., 2000; Freeman et al., 2009），本研究の結果は，外来患者においては先行研究に比べると低値であり，トゥレット協会会員においては高い割合を占めていた。この結果は，外来患者は比較的状態が安定したものが，トゥレット協会会員ではその中でもより困っているものが質問紙に回答した結果だと考えることが出来る。

このように対象者に偏りがあるという限界はあるものの，汚言症がみられるもののほうが，音声チックがより重症であり，強迫傾向が強いという結果が得られ，仮説1は一定程度支持されたと言えるだろう。汚言症がみられるものはそもそもトゥレット症候群の中でも重症度の高い一群だという指摘も存在することから，器質的な強迫症状の有しやすさを想定することができる。そのため，通常のハビット・リバーサルに基づいた介入だけで改善しない場合には，その背景に強迫的な認知過程が存在することを考慮して，支援を組み立てていく必要性があることが本研究から支持された。加えて，本研究の結果から，強迫症状の中でも汚染や整理と関係する項目ではなく，数や縁起にまつわる項目で高い値を取りやすいことが示唆された。数・縁起の項目は全体として低い値であったため，はっきりとした考察をすることは難しいが，強迫症状のディメンジョンの中では対称性に近い項目だと考えられる。チック障害の既往を有する強迫性障害患者が有する強迫症状は，対称性のディメンジョンが高い値を示しやすいと先行研究から示唆されており（Labad, Manuel, Alonso, Segalas, Jimenez, Jaurrieta, Leckman, & Vallejo, 2008），汚言症を有していた者はチック関連の強迫症状を特に有する一群であった可能性がある。

　また，本研究では音声チックの全体の重症度と多くの変数で相関がみられなかった。これは，本研究の対象者の音声チックの重症度が，運動チックよりも軽かったことが影響していると考えられ，音声チックの重症度による影響は今後も検討が必要だと考えられる。Steinberg et al.（2013）によるチックについての認知とチックの重症度やチックに伴う支障の関係を検討した先行研究でも，チックの重症度自体はチックについての認知と相関していなかったが，チックに伴う支障と相関していた。また，思春期以降の強迫症状の強さは思春期前における知能指数の高さによって予測されるというトゥレット症候群の子どもを対象としたコホート研究からの示唆も存在しており（Bloch, Peterson, Scahill, Otka, Katsovich, Zhang, & Leckman, 2006），知的に高く場の状況を理解する能力があるからこそ，症状により他者の目が気になった

り，過度に抑制しようとしてしまうことにつながる可能性も指摘されている。周囲への影響が大きい症状を持つトゥレット症候群患者に対して，早期に支援していくことで，後の強迫症状の発展を予防するような介入も求められると考えられる。これはあくまで仮説の段階であり，今後は音声チックの重症度が高い対象も組み込んだり，外来初診患者を体系的に評価するなど，より重症な事例も対象に含めて検証していく必要があるだろう。

9-4-2. 心理的困難を予測する変数について

本研究の結果では，不安感は強迫症状とチックへの主観的な捉え方に，抑うつ症状は強迫症状と運動チックの重症度によって，分散の半分以上を説明できることが示唆された。抑うつ症状は外来患者にのみ測定しており，その得点が低いものが多かったため，抑うつ症状が強い者に対してこの結果が当てはまるかどうかは解釈を慎重に行う必要があるといえる。しかし，強迫症状の強さが様々な心理的困難に深く関係することが示唆されたといえるだろう。加えて，トゥレット協会の会員も対象として検討した特性不安を予測する変数の結果からは，チックに対する主観的な捉え方のほうがチック症状自体よりも影響が大きかった。そのため，チックに対する捉え方は，症状の重症度とは異なるプロセスで心理的困難に影響しているという仮説も部分的に支持されたと考えられる。

トゥレット症候群を対象とした QOL 研究の中でも，疾患に特化した QOL の尺度として，The Gilles de la Tourette Syndrome Quality of Life Scale（GTS-QOL：Cavanna, Schrag, Morley, Orth, Robertson, Joyce, Critchley, & Selai, 2008）という尺度が生成されている。GTS-QOL は心理的困難，身体的困難，強迫的困難，認知機能的困難の 4 側面からトゥレット症候群独特の困難を測定している。心理的困難の中には，チックに対するコントロール感やソーシャルサポートの欠如，孤独感などが含まれており，本研究で注目したチックに対する捉え方はこの心理的困難に近いものであったと考えられた。

本研究ではさらに、そうした捉え方が心理的困難の代表的な症状である不安や抑うつ症状にどのように影響しているのかを検討した。その結果、不安はチックに対する動揺と強迫症状によって予測され、抑うつ症状は運動チックと強迫症状によって予想されていた。こうした結果は、抑うつ症状はトゥレット症候群そのものではなく併発する強迫性障害やADHDの影響を強く受けるというCavanna et al. (2009) の考えとも合致する。加えて、本研究の結果からは、チック自体の重症度の影響をやはり考慮する必要があるということ、症状の重症度だけではなく、本人がチックをどうとらえているのかを理解することが重要だと考えられた。子どもにとって、自分が意図せずとも体が動いてしまい、うまくコントロールできないという状況は不安感を高めると考えられる。そのため、チックの出やすい状況や出にくい状況を自分で理解し、うまくチックの波と付き合っていけるようなモニタリングを促すような支援の検討が今後は重要だと考えられる。

9-4-3. 本研究の限界と今後の展望

本研究には以下の限界がある。第一に、サンプルの偏りが挙げられる。トゥレット症候群は有病率が低いこともあり、先行研究でも本研究と同程度のサンプル数であることは珍しくはない。しかし、本研究では質問紙調査という方法を用いたため、この方法での調査に応じることが出来る者のみが対象であった。例えばADHDの特徴が強い者の場合、集中力が持たないため、回答が難しかったり、重度の強迫性障害を有する者の場合、不安が強いため回答をしなかった者もいるだろう。あくまで本研究では一部の質問紙への回答が可能なトゥレット症候群患者の傾向であったという前提の上で解釈する必要がある。第二に、質問紙という研究方法である。チックの重症度の測定に本研究では養育者記入式の尺度を用いた。しかし、養育者は気づいておらず、本人だけが自覚しているチック症状がある可能性や、昔あった症状の印象が強すぎてそのチックも組み入れて回答している保護者もいた可能性があ

る。今後は半構造化面接など，より妥当性の高い測定方法で調査を進めていく必要があるだろう。

9-5. 第3部のまとめ：社会との相互作用への注目の必要性

　第3部の目的は，強迫スペクトラム障害としてのチック障害，その中でも強迫性と衝動性を特徴として有するトゥレット症候群を対象に，その支援の発展に寄与する知見を提示することであった。そのために，支援に焦点を当てた文献レビューと2つの研究を行った。

　研究3（第8章）では，トゥレット症候群を対象にハビット・リバーサルを中心とした行動療法の有効性を検討し，チック症状やチックに伴う社会機能が改善することを探索的に明らかにした。加えて，チック症状が十分に改善していないものでも，チックからくる苦痛感が改善することがあり，症状の重症度以外にも本人のチックに対する捉え方やチックを巡る社会環境の影響がチックに対する苦痛感に影響している可能性が示された。また，汚言症に対する苦痛感は下がりにくかったため，実際の事例の検討を通して，症状から派生して生じる社会場面への回避の存在とチック症状の維持が生じる悪循環の存在を指摘した。

　研究4（第9章）では，研究3で得られた仮説の検討を主な目的とし，汚言症と強迫傾向の関連の強さを示した。それとともに，不安やうつなどの二次的に生じる心理的な困難は，強迫症状により強く影響を受けることが示された。加えて，不安はチックへの主観的な捉え方に，抑うつ症状は運動チックの重症度に影響をうけると考えられた。以上の結果から，トゥレット症候群に対する支援の際には，背景にある強迫傾向の程度を常に考慮して支援を行う必要があること，チック症状の重症度自体の改善が目指されることはもちろんのことだが，それだけではなく本人がチックに対して困らないで済むように，コントロールできている感覚を高めていくような支援を行うことが，

二次的な困難を予防するうえで重要だと考えられた。

　2つの研究からは，チック症状自体に伴う苦痛だけではなく，症状が周囲にどのように影響を与え，またそのことを本人がどのように評価しているのかに注目した支援が重要だと考えられた。こうした環境との関係を検討することの意義は，O'Connor（2001）の指摘からも支持される。チックと強迫症状の差異について検討したO'Connor（2001）は，チックが生じている時に関係している感情は満足できない感じやフラストレーションであるのに対し，強迫症状は不安や緊張を感じている，という点で，両者の感情面における違いを指摘している。また，その他の先行研究からも，チック障害のあるものは，症状そのものはむしろ「快」の機能を有しており，周囲からどう見られているかが症状の変動や情緒面に影響するのに対して，強迫性障害のあるものは自分自身の内面に全般的な自信の欠如が見られると指摘している。Thibert, Day, & Sandor（1995）の研究においても，強迫症状を併発したトゥレット症候群は，一般の人口よりも社交不安やself consciousnessが高かったと指摘しており，トゥレット症候群患者の社交不安の高さを指摘した福原ら（2013）の研究とも合致している。O'Connor（2002）は，そうしたチックに対するネガティブな評価が，さらにチック症状を引き起こす可能性を指摘している。

　以上の先行研究から，チック障害と強迫症状の関係を図示するとFigure 9-1のようになると考えられる。

　こうした先行研究からも，チック障害の支援においては，親をはじめとして周囲の人間への働きかけが必須となるだろう。だが，家族を巻き込んだ支援の必要性が強調されている強迫性障害に比して，チック障害を対象として家族への積極的なアプローチの必要性を検討した研究は少ない。Scahill, Sukhodolsky, Bearss, Findley, Hamrin, Carroll, & Rains（2006）は，チック障害の子どもの反抗的・破壊的行動を軽減させるためのペアレント・トレーニングの効果を検証しており，統制群に比べて有意な改善を確認した。Sca-

第9章　チック障害に伴う心理的困難と強迫性の関連（研究4）　139

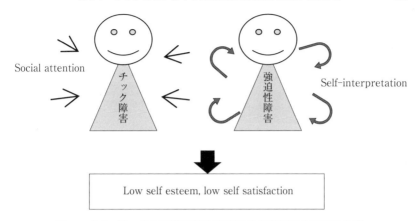

Figure 9-1. チックと強迫性障害の自尊心に影響する要因の比較

hill et al.（2006）はチック症状と反抗的・破壊的行動を見分けることが難しいことが，親や教師が子どものそうした行動を許容していいのか，止めるべきなのか，対応に苦慮することがあることを指摘している。こうした，症状の持つ特性からくる周囲の困惑が想定されるにもかかわらず，筆者の探した範囲では，こうした親や教師を対象とした研究は我が国においてほとんど行われていない。そのため，症状が家族や周囲の者にどのような影響を及ぼし，どのような相互作用が周囲と患児の間で生じやすいのかを明らかにしていくことが，支援の枠組みを提示する上で重要だと考えられる。また，そこから得られた知見は，チック障害以外の衝動をその症状のベースとして有するMotoric OCSDへの支援に対しても応用できるものとなるだろう。

　以上の問題意識から，第4部では，我が国ではあまり目が向けられてこなかった，チック障害を巡る"環境"に焦点を当てた研究を行った。具体的には，家族と学校という子どもにとって主要な環境を取り上げ，それぞれがチック症状やチックを持つ子どもをどうとらえているのか明らかにし，支援の発展に向けた示唆を得ることとした。

第4部
社会に対してどのように介入するのか
―家族・学校を対象とした調査研究―

　第4部では，子ども本人ではなく周囲に対してどのように介入していくのかを検討するために，家族と教員を対象とした調査研究を行った。

第10章 トゥレット症候群の子どもを持つ家族の心理過程の質的検討（研究5）

　本章では，トゥレット症候群の子どもを持つ母親の心理過程を明らかにすることを目的として，質的研究を行った。対象は20歳以下のトゥレット症候群の子を持つ母親5名であり，インタビュー調査を実施した。分析方法は修正版グラウンデッド・セオリー・アプローチであった。その結果，29の概念が生成され，【違和感を抱く】【症状に戸惑う】【症状と向き合う】【見守る】という4つの時期の存在が明らかになった。トゥレット症候群の子を持つ母親の心理過程の特徴として，違和感を抱く時期の存在や症状の急激な変化を体験していることに加え，〈"障害"の不安定さからくる戸惑い〉が慢性的に続いていることが示唆された。本研究によって，トゥレット症候群の子を持つ母親への臨床心理学的な支援に向けての示唆を得ることができた[4]。

10-1. 問題と目的

　第4部では，チック障害を巡る環境の影響を明らかにするために，児童・思春期の子どもにとって主要環境である家族と学校を対象とした研究を行うこととした。本章では，まず，家族を対象として，チック症状が家族にどのような影響を与えるのかを明らかにする研究を行うこととした。

10-1-1. 家族の心理過程を理解する必要性

　トゥレット症候群に限らないが，障害を抱えた子どもを支援する際に，家

---

[4] 本章は，野中（2012）をもとに，本書に沿うように加筆・修正したものである。

族を支援対象とすることは大きな意義のあることだと言われている（今野，2009，p.309；岩崎・海蔵寺，2007）。発達障害を有する母親の心理的負担やストレスに着目した研究は多く，いずれもその負担感の大きさを示すとともに，心理的にも健康を損ないやすいと指摘されている（山根，2013；吉田・眞崎・橋本，2012；芳賀・久保，2006）。すなわち，子どもが何らかの症状や障害を有することが，家族に与える影響は大きいと考えられる。

　トゥレット症候群の子を持つ親の心理的負担に着目した先行研究は，欧米ではいくつかみられる。Cooper, Robertson, & Livingston（2003）の研究では，慢性身体疾患である喘息の子を持つ親とトゥレット症候群の子を持つ親の，育児により生じる負担を量質両側面から比較している。その結果，トゥレット症候群の子を持つ母親のほうが喘息の子を持つ母親よりも強い負担を感じていることが明らかになるとともに，前者が病と関連した問題について困難を感じているものが多かったのに対して，トゥレット症候群の子を持つ母親は，行動上の問題について困難を感じると答えるものが多かった（Cooper et al., 2003）。このことから，同じように慢性的に症状を抱える疾患であっても，抱きやすい困難の程度や質が異なることが想定される。加えて，先述したようにトゥレット症候群は併発症を有しやすいことが示唆されている（Cavanna & Servo, 2009；Swain et al., 2007）。Wilkinson, Marshall, & Curtwright（2008）の研究では，親のストレスは併発症の数と我が子の学業面の困難についての認識と関連することが示唆されており，チック症状だけではなく併発症を高率で伴うトゥレット症候群ならではの困難も存在すると考えられる。

　以上の先行研究から，トゥレット症候群の子を持つ母親の心理的な負担は大きく，かつチック症状だけではなく併発症による困難も親子双方に影響をもたらすと考えられる。トゥレット症候群に限らずチック障害を有する子どもへの治療や援助として最初に行われるのは家族・本人への心理教育と環境調整だといわれており（Shprecher & Kurlan, 2009；金生，2006），こうした治

療や援助という側面からみても，長期にわたって本人を支えていく家族への心理的な支援は重要だといえる。しかし，我が国において，トゥレット症候群の子を持つ親を対象とした臨床心理学的支援について検討した先行研究は筆者が探した範囲では存在しない。そのため，既存の枠組みにとらわれず，まず当事者の視点からその心理過程について明らかにしていくことが必要だと考えられる。

10-1-2. 研究5の目的

以上の背景から，本研究では以下のことを目的とした。第1に，トゥレット症候群の子を持つ母親の心理過程を明らかにすることである。本研究では特に，発症時期として多い幼少期から，症状のピークを迎える思春期の経験に焦点を当てることとした。第2に，明らかにしたプロセスから，臨床心理学的な援助について検討していくことである。トゥレット症候群の子を持つ母親の体験に焦点を当てた先行研究は我が国では存在しないということ，障害児の親の心理過程を検討した研究においては少数例からの探索的な検討を行なうことが珍しくはないことから（桑田・神尾（2004）のレビューを参考），本研究でも少数の対象者から探索的にその心理過程を明らかにすることとした。

10-2. 方　　法

10-2-1. 対　　象

対象はトゥレット症候群の子を持つ母親5名であった（Table 10-1）。本研究では少数例での検討であるため，チックの重症度や年齢にある程度の共通性を持たせた対象者を選定し，実践への応用可能性を高めることとした。そのため研究へのリクルートの際には，①現在の子どもの年齢が中学生以上，

Table.10-1. 研究協力者

| No | 本調査 | フィードバック | Infoの子どもの状態 |||
			性	学年	臨床特徴（最悪期[a]）
Info.1	2時間10分	1時間40分	m	高3	大きな音声チック，全身の運動チック。
Info.2	2時間20分	2時間	f	中1	大きな音声チック，汚言症，強迫症状。
Info.3	2時間20分	2時間10分	m	高2	顔面・足先や首の運動チック，睡眠障害，強迫症状，うつ症状。
Info.4	1時間40分	2時間	m	大2	汚言症，顔面チック，暴力などの衝動コントロールの問題，睡眠障害，こだわり。
Info.5	3時間5分	2時間15分	f	中3	強い感覚現象。大きな音声チック。

a. 最悪期に臨床特徴を限定した理由として，トゥレット症候群の症状は年，月，日単位で変動するものであり，すべてを列挙することは困難であることから，現在までの経過の中で最悪期の臨床特徴の記述をすることとした。
b. "Info."はインフォーマントの略称であり，数字は分析した順を示す。

20歳以下であり，②子どもが医療機関で「トゥレット症候群」という診断を受けており，③チック症状自体による生活への支障が今までに存在したことがある，という3つの基準を満たすものを対象とした。日本トゥレット協会のサポートを受けて，該当する研究対象者に筆者が個別に研究趣旨を説明し，参加に同意が得られた場合，調査を実施した。

Nomoto & Machiyama（1990）の我が国のチック障害についての疫学調査では，4-12歳の子どものうち，トゥレット症候群の診断を満たすと考えられたものは0.5％であり，いずれも医療機関を受診していないことが示唆されていた。これは，チックはいずれ治るものだと保護者が思っていることが背景にあると指摘されている。そのため，子どもがトゥレット症候群の診断を明確に受けている母親に対象を限定することで，より支援が必要な対象者の心理過程を明らかにできると考えた。

10-2-2. データ収集方法

本研究ではインタビュー法を採用し，本調査・フィードバックの2回に分けて調査を実施した。研究協力者が指定した場所に筆者が訪問するか，筆者が用意したプライバシーが十分に保護される部屋でインタビューを行った。調査趣旨の説明を実施し，文書にて同意を得た。本調査は許可の上でICレコーダーによって録音され，筆者によってすべての逐語録は作成された。分析終了後に実施したフィードバックの際にはメモを取り，概念の変更や考察に関する発言のみ書き起こしを行い，分析に組み込んだ。インタビューの際には，①お子さんの発症時期から症状の経過について，②最も大変だった時期，③学校とのやり取りで苦労したこと，④どのような支援がほしかったか，について尋ねた。

10-2-3. 分析方法

10-2-3-1. 修正版グラウンデッド・セオリー・アプローチとは

本研究では修正版グラウンデッド・セオリー・アプローチ（Modified-Grounded Theory Approach：M-GTA；木下，2007a）を参考に分析をおこなった。Grounded Theory Approach（以下，GTA）は，質的研究法の中でも，分析手続きが比較的細かく明示されており，モデルの生成プロセスを促進するものだといわれている（能智，2005）。GTAで生成される理論の特徴として，木下（2007b）は，①継続的比較分析法により生成された理論であること，②データに密着した分析から独自の概念や説明図が結果として提示されること，③社会的相互作用に関係し人間の行動の予測と説明に関するものであること，④実践的な活用のための理論であることを挙げている。こうした性質を継承しながら，M-GTAでは，①データの切片化や分析の段階分けを行わないこと，②データの範囲・分析テーマ・分析焦点者を設定すること，③データ限定的な理論を生成すると分析者が自覚することで，研究で用いた

データに限定された理論を構築していくこと，といった特徴を有しており，インタビュー・データの分析に適しているともいわれている（木下，2007a）。

本研究は，インタビュー・データの分析であること，実践での応用を目指した理論構築であることから，M-GTAを採用することとした。「チック症状による生活への影響がみられたトゥレット症候群の子を持つ母親」を分析焦点者とし，分析テーマを「トゥレット症候群の子を持つ母親の，子どもの発症から現在に至るまでの心理過程の変容プロセス」と設定した。

10-2-3-2. 分析手順

実際の分析の手順は木下（2007a）に準じた。まず，録音したインタビューのデータを逐語化した後に，全てのローデータを読み込んだ。次に，データから概念を生成するために，Table 10-2のようなワークシートを用い，ローデータから概念に相当すると考えられた記述をコピー&ペーストし，そのデータから概念名とその定義を設定し，重要だと感じた部分には，下線を引いていった。そして，再びローデータに戻り，その概念に該当する発言を見つけた際には，同様にコピーし，ワークシートへ貼り付けていった。そして，データを比較していく中で，必要だと感じたときに概念名や定義を変えていく，という手順をとった。分析過程で筆者が考えたことは，理論的メモに残していった。こうして生成された概念のうち，3名以上の発言がみられた概念のみを採用し，概念同士の関係について，データを読み込みながら図示していった。

また，本調査のデータ分析終了後に，すべての研究協力者にフィードバックインタビューを行い，概念名，結果図について筆者の主観的な理論になっていないかの検討を依頼した。フィードバックインタビューの際に指摘を受けた箇所は，その指示に従った訂正が適切かどうかデータを読み直して検討し，修正後の結果は再び他の研究協力者の確認を得た。

Table 10-2. ワークシートの例 《子どもの辛さへはせる思い》

概念名	子どもの辛さへはせる思い
定義	子どもの症状による辛さを思い,自分自身も同じようにつらく悲しい気持ちになること
バリエーション	*で,寝転んで,抑えながら,こう,服を着たり,ズボンをはいたりとかしてたんですね……だから,それ,先生から,後で聞いたんですけど,結構,涙出ましたよねー。 *もう,ようは自暴自棄? 今になれば分かるんだけど,やっぱし,むずむず感もあっただろうし,強迫もあったから,で,声も出てるから……。自分でもそうだけど,もう,どうしようもないですよね? 大人でも。 *猛烈に怒って,彼が。殴って殴って……止めに入るまで,もう殴るのやめなかったんですね。もう,泣きながら殴って。で,それで,そのまま帰ったんですけどね。私も,ごめんなさいねって,最後は言ったんだけど,その子には。うーん……彼のほうも結構傷ついてたんでね,かわいそうだなーって思いながら。
理論的メモ	・チックが悪化していく子どもの姿を見て,親も同じようにつらい気持ちになる。 ・我が子の辛さを,振り返り,想像する発言。実際に暴れている,チックもひどい時にはそこまで冷静に振り返ることができないだろう。ある程度時間がたつと落ち着いていく? ・子どもの辛さが分かるからこそ,周囲に分かってもらえない,と感じやすくなる。

10-2-3-3. 理論的サンプリング

本研究において理論的サンプリングは,有しているチック症状と併発症状の特徴に応じて概念のバリエーションが広がっていくように行われた。具体的には,初めに音声チック・運動チック共に強いが併発症が目立たなかったInfo.1を分析対象とし,チック症状を中心としたトゥレット症候群の子を持つ母親の心理過程に基づく概念を生成した。その後,音声チックを主としながらも併発症もみられるInfo.2,運動チックを主としつつも併発症が中心の困難となったInfo.3,併発症による困難が目立ったInfo.4,チックだけでなく感覚現象(チックに伴う体がむずむずするような感覚)による影響を大きく受けたInfo.5という順に分析を行い,分析の過程でバリエーションが広がるよ

10-2-4. 倫理面への配慮

研究協力者全員に調査趣旨を伝え，文書にて同意を得た。また論文執筆にあたり，全員に再度許可を取り，希望した者には発言の引用箇所の確認を依頼し，訂正を求められた箇所はすべてそれに従った。なお，発言を本文中で引用する際にはプライバシー保護の観点から一部改変をしている。

10-3. 結　果

分析の結果，29の概念が生成され，それらは4つの時期に分けられることが示唆された。概念の一覧を Table 10-3に，それぞれの概念の発話例を Table 10-4に記した。また，概念同士の関係性を図示したものを，Figure 10-1にまとめた。

以下に，時期ごとの概念同士の関連を中心として，全体のストーリーラインをまとめていく。なお，文中では，【　】は時期，《　》はカテゴリ，〈　〉は概念，「　」は研究協力者の発言として示した。

【違和感を抱く】

トゥレット症候群の子を持つ母親は，症状が顕在化する前に【違和感を抱く】時期を過ごす。この時期では，チック自体は存在するものの〈ちょっとした癖〉として，母親自身も大きな心配をせずに過ごしたり，母親が違和感や疑問を抱いたとしても医師をはじめ周囲から気にせずに過ごすようにと言われる（「チックだから，別に怒ってもしょうがないと思うんで，そのまま放ってあったんですけど。よくなるのかなっていう感じで。(Info.1)」）。加えて，〈小さい頃から感じた違和感〉も存在し，子どもの感性が独特であったり，こだわりが強かったりという特徴にも気が付く（「本当に，そういうすごく過敏な子だっ

第10章 トゥレット症候群の子どもを持つ家族の心理過程の質的検討(研究5)

Table 10-3. 生成された概念とカテゴリの関係

時期	カテゴリ	概念名
違和感を抱く		「普通」の生活を送る 小さい頃から感じた違和感 ちょっとした"癖"
症状に戸惑う		状態の急激な変化
症状に戸惑う	子どもの症状	家でのひどい症状 チックによる生活への支障 チックによる二次的な障害
症状に戸惑う	心理的な動揺	関わり方の困惑 変化の受け入れにくさ 原因探し
症状に戸惑う	精神的負担	追い詰められた感覚 周囲の目を気にする
症状と向き合う	心境の変化	子どもの状態がわかる 子どもの辛さへはせる思い 子どもを守る決意 生物学的な病気だという気持ち できることをする
症状と向き合う	見えにくい困難の存在	併発症状による苦悩 外から見えにくい困難 家と外のギャップ
症状と向き合う	社会の理解の低さ	専門機関への不信感 理解されにくさの実感 社会的な認識の低さ
見守る		子どもの成長を感じる 良くなるという希望 この先への不安 独り立ちできるように育てる 受けられる援助の少なさ "障害"の不安定さからくる戸惑い

Table 10-4. 概念と発話例（一部抜粋）

概念名	具体例
「普通」の生活を送る	変な話，この病気って，小っちゃい頃から，ちょっとした癖があるなと思いながらも，それまで普通の生活をしていたので，急に，今までできていたことが，できなくなるとかなんて，考えてないんですよね。(Info.5)
小さい頃から感じた違和感	たぶん，普通の子どもに比べてちょっと敏感なんだろうな，感受性が違うんじゃないかって言うのがあったんで。(Info.3)
ちょっとした"癖"	つまりね，もっと本当は前からね，あったかもしれない。たとえば，6歳のときに，目のぱちぱちを数日していて，すぐ終わったことがありました。(Info.2)
状態の急激な変化	一番このトゥレットでひどかったのは，中1，中2くらいが一番，がーって症状がひどくなって。もう精神状態もすごく悪かったんです。(Info.3)
家でのひどい症状	「先生に，家でやっている，こういうのを見てもらいたい。」って思い，ビデオを回しっぱなしにして見せたこともありました。病院では出ないので。(Info.4)
チックによる生活への支障	もう，理科の実験なんかで，細かい作業があるじゃないですか，そうしたら，もう，やっぱり，結構ひどいんでー，あのー，やっぱ，理科の先生が心配して，本当に，これができるのかどうか。(Info.1)
チックによる二次的な障害	小学校一年生の時に，動作のチックもひどく，汚言も出て止まらなくって，お友達にからかわれたんです。それから，死にたい死にたいって毎晩言っていました。(Info.4)
関わり方の困惑	でも，その時は，私も知識がなかったので，『なんだろうなんだろう』って思っていたので。(Info.5)
変化の受け入れにくさ	小さい時から，B地点に行くとわかっていたわけではなかったので，そこら辺の，切り替えって，簡単にみんな切り替えられない。(Info,5)
原因探し	でも，うちは，生まれつきじゃなかったのにって思ってました。私のせいで病気になったとずっと思うだろうな。(Info.2)
追い詰められた感覚	あんまりかわいそうでね。一緒に，二人で抱き合って泣いたりしてたんですけど。(Info.1)
周囲の目を気にする	もう，本当にね。学校に行くのが，苦痛で。うーん。もう，一人やっぱり，叫んだりしてるんでー。もう，なんか，胸がドキドキするんですよね。(Info.1)
子どもの状態がわかる	それが，彼の今の脳の仕組みなんだって思うと，責めるんじゃなくて，「いいのよ，それで」みたいな。そういうプラス思考に変えていけるような，助言をしてあげられるようになれると思うんですよ。(Info.3)

第10章　トゥレット症候群の子どもを持つ家族の心理過程の質的検討（研究５）

子どもの辛さへはせる思い	わかんないけど，涙が出るのって言って，泣いてるんですよ。こんな小さい子が。7歳とか8歳で。なんか，それが，余計悲しかったですよね。(Info.1)
子どもを守る決意	だから，これは，もう，だめだ，と思って。もう，もっと，こう，そのままでいいよって。うん。自信を持たせるためにはね，泣いてちゃいけないんだって，かわいそうだって，自分をかわいそうな人間なんて，思わないように，しないといけないと思って。そっから，だなぁ。(Info.3)
生物学的な病気だという気持ち	心の病気じゃないとか，ストレスは悪化させるけど，原因じゃないとか，心が弱いわけじゃないんです，とか話すんですけど，やっぱりこう，わーとか言ってると，後で，またなんか，ストレスあるの？　とか言われたりー。(Info.1)
できることをする	親としては，何か証拠を残すしかないかなぁと思って。いつも，こうやって，やってきたんですね。(Info.5)
併発症状による苦悩	どうしても体が辛くて，好きなだけ寝ちゃうし，もともと睡眠障害があるので，起きれないんですね。あの，夜熟睡できないんですよね。(Info.5)
外から見えにくい困難	うちの子ども，やっぱり言葉にすごく敏感で，そういう言葉にこだわりができてしまって，学校に行けなくなってしまったこともあったと思うので。(Info.3)
家と外のギャップ	よその人から聞くと，自分がこう，うつ状態がひどくってなんとかしゃきっとしようみたいなのがあって。だから，Bくんどこが悪いの？　みたいな，ちょっと人目があるとそうなんだけど。(Info.3)
専門機関への不信感	薬みたいなものをもらって祈るように飲ませてても，全然変わらなかったんですよ。2週間しても，汚言が止まるわけでもなく。でも，もう少し我慢してください，もう少し我慢してくださいって電話をするたびに言われて。(Info.4)
理解されにくさの実感	他から聞けば，子どもが体のわからぬ症状にどうしようもなくて，パニックになり，親にぶつけてくるけれど，本人は本当につらいんです。でも，傍から見ると，どう見えるんでしょう。(Info.2)
社会的な認識の低さ	なんか，先生が笑って，どうしたの？　何言ってるの？　なんて，言ってくれちゃって。先生，小児科医なのにー，って思って。(Info.1)
子どもの成長を感じる	私がぐずぐず，言うこと自体がやっぱり，おかしいよねって，思いました。だから，彼女から，私が教えられることのほうが多くて。(Info.5)

たんですよ。月の満ち欠けを見て怖がって泣くような子だったんです。(Info.4)」）。しかし，こうした癖や違和感があったとしても，この時期は，概ね〈普通の生活を送る〉。すなわち，定型発達児と変わりなく，生活に支障が生じるこ

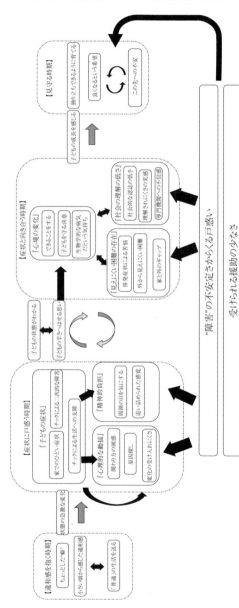

Figure 10-1. トゥレット症候群の子を持つ母親の心理過程の概念図

ともなく，少し違和感や不安を抱えながらも平穏な日々を過ごしている。

いわゆる暫定的チック障害の子どもの場合，この時期を過ごすうちに子どものチックが消失するケースが多いと考えられる。しかし，トゥレット症候群のような重症例の場合，〈状態の急激な変化〉によって，【症状に戸惑う】時期を迎える。

【症状に戸惑う】

子どもの〈状態の急激な変化〉によって，先述したような平穏な日々から，生活が一転する。こうした転機を本研究の対象者は全員体験していた。子どもの症状が顕在化することで，〈家でのひどい症状〉，〈チックによる生活への支障〉，いじめやからかいによる〈チックによる二次的な障害〉を我が子が抱えるようになる。こうした，《子どもの症状》によって，保護者は《心理的な動揺》と《精神的な負担》を抱えるようになる。《心理的な動揺》は，我が子と保護者の二者関係で生じる心理状況である。我が子の症状に〈関わり方の困難〉を感じたり，自分自身の育て方が悪かったのではないか，なにが原因なのかと〈原因探し〉をしたり，なにより今までの我が子の姿から一変したことで〈変化の受け入れにくさ〉を感じる。加えて，チック症状が大きな音声チックや一目見てわかる運動チックであった場合，〈周囲の目を気にする〉ようになる。しかし，なかなか周囲で理解してくれる者もいないため〈追い詰められたような感覚〉を抱くようになる。《精神的な負担》とは，こうした家族以外の者や社会との関係から生じる母親の苦悩である。

ここまで述べてきたように，【症状に戸惑う】時期は母親にとって精神的に追い詰められやすい時期である。しかし，〈子どもの状態がわかる〉こと，そしてそれによって〈子どもの辛さへはせる思い〉が生まれることによって，「私が守らなくちゃ（Info.3）」「何とかしなくちゃ（Info.4）」という気持ちが生まれ，【症状と向き合う】時期へと心境が変化していく。【症状に戸惑う】時期への移行とは異なり，心理的な揺れを抱えながらこの変化は進む。最初の

戸惑いからの変化が以下のような発言に表れている：「体張って今は守ってはいるつもりなんですけどね。でも，小さい時から，こうなるとわかっていたわけではなかったので，簡単にみんな切り替えられない。それで，切り替えるところまで行くまでの間に，症状がすごい時期と，気持ちの上で，ものすごい，本人も親も葛藤の時期っていうのが，絶対あると思うんですよね。(Info.5)」。

【症状と向き合う】
　子どもの状態が分かり，子どもの辛さが分かった母親には《心境の変化》が訪れる。〈子どもを守る決意〉が生まれるとともに，自分のことを責めてばかりいた状況から，〈生物学的な病気だという気持ち〉が生まれるようになり，障害として，病気として受け入れやすくなることで，子どものために〈できることをする〉ようになる。この時期は，有効だといわれている治療は一通り試してみたり，周囲に理解を求めて必死に説明に行ったりと，母親たちが子どものために動きまわる時期でもある。本研究の対象者は，みな，「これくらいのことしかできないですから。(Info.4)」という気持ちを有しており，力になりたいができることが少ないという葛藤を抱いていた。しかし，実際にできることをしようとしていても，《見えにくい困難》と《社会の理解の低さ》による苦悩が生まれる。《見えにくい困難》とは，強迫症状や不注意傾向などの〈併発症状による苦悩〉だけではなく，チックによる〈外から見えにくい困難〉や〈家と外のギャップ〉がある。〈外から見えにくい困難〉として，チック症状が前面に出ていなくとも，我慢することによる集中力低下や疲労感によって学習面や生活に影響が生じることがあるが，その苦悩はわかってもらいにくく，必死に伝えても理解や支援を得られない（「家を出る時もやるんですけど，一回声を「わっ！」って出さないと，校内に入れないというか，すっきりさせておかないと，1，2時間持たないっていうんですよ。だから，そのために，他の生徒がはけた，授業には間に合うけど，学活には間に合わない時間

に行くので，結局それが全部遅刻でついちゃうんですね。(Info.5)」)。また，家で症状が出ることが多いため，外に出ると病気に見えない，といわれることもある。家での大変さは学校関係者だけではなく，医療関係者にもわかってもらいにくく，母親の孤立感は高まり，なおのこと自分が〈子どもを守る決意〉をするようになる。

また，実際に外に理解を求めて行動をするようになると，《社会の理解の低さ》に直面する。「親が勉強して，それを必死で学校の先生に教えなきゃいけないっていうのが現状じゃないですか。今もまだ，お母さんがちょっと過保護じゃないですか，とか言われる方もいたり。(Info.1)」という言葉のように，〈社会的な認識の低さ〉が壁となり，そのため説明を必死にしに行ってもむしろ親が責められ，〈理解されにくさの実感〉を抱くような体験が多くの母親の語りに見られた。加えて，医療機関や相談機関へ行っても理解されにくく，〈専門機関への不信感〉も抱くようになる。こうした《社会の理解の低さ》によって，ますます母親は自分で〈子どもを守る決意〉を強くしていく。

このように，【症状に向き合う】時期は，母親がなんとか我が子を守ろうとしてもいる時期である。こうした母親たちが，肩に力が入っている時期から，〈子どもの成長を感じる〉ことによって，子どものことを【見守る】ように変化していく。

【見守る】

〈子どもの成長を感じる〉ことで，親は子どもを見守ろうと思い始める。母親は，チック症状の典型的な経過から，常に将来〈よくなるという希望〉を有しながらも，その一方でよくならないかもしれないという〈この先への不安〉を抱え，その間を揺れ動きながら子どもを見守るようになる。しかし，この時期においては，一貫して，〈独り立ちできるように育てる〉という気持ちを抱くようになる。すなわち，「もう治らないと私は思っているんです。

(Info.1)」という発言のように，良くなるかどうかにこだわらず，自立に向けて目が向くようになっていく。「できることをする。裏を返せば０の生活を受け入れる，といった心境でしょうか。右往左往しても仕方がないことに気づいて，腰を据えるようになります。でも，いつかは良くなるという気持ちがあるので，希望的な「静観」と言えるかもしれません。(Info.3)」などの言葉に，様々なできることを探し，取り組む中で，腰を据えるようになり，子どもの成長を見守るように変化していくという心理的変化が現れていた。

全体に影響する概念

【症状に戸惑う】時期から継続して存在する，母親の心理的困難を表す概念として，〈"障害"の不安定さからくる戸惑い〉と〈受けられる援助の少なさ〉が存在することが示唆された。トゥレット症候群は様々な併発症状を抱え理解が難しいと母親は感じている（「トゥレット，チックの病気という風に割り切らないで，発達障害全般として理解してもらわないと，この子たちの支援って，何を支援していいかが分からないと思うんです。(Info.2)」）。チックだけではなく併発症も含めて全体をとらえられるようになり，我が子の状態を理解するまでには時間を要する。また，状態の変動も大きく，治ったと思っては出てくるという体験から生じる戸惑いも存在する（「うちは３歳で目の瞬きから始まって顔全体へ，身体全体へと状態が変わり，汚言も加わり，出たり治ったり，又出たり，ひどくなったり，軽くなったり……で，へとへとでした。(Info.4)」）。このような困惑に加えて，トゥレット症候群だと確定診断をうけたとしても治療法が限られていることで〈受けられる援助の少なさ〉を感じ，戸惑いだけではなく，苦悩・孤立感が助長される。この２つの概念は，〈状態の急激な変化〉以降は継続的に残存し，母親に影響を与えていると語られていた。

10-4. 考　　察

　本研究ではトゥレット症候群の子を持つ母親の心理過程について少数例から探索的な検討を行った。その結果，母親の心理過程は4つの時期からなっていることが示唆された。以下に，理論的示唆と臨床心理学的支援への示唆という2つの観点から論じていく。

10-4-1. 理論的示唆

　本研究の結果では，トゥレット症候群の子を持つ母親の心理過程は，違和感を抱く，戸惑う，向き合う，見守る，という変化を辿っていることが示唆された。様々な障害や疾患を持つ子どもの親を対象とした研究がなされてきたが，本研究の結果は，障害受容の文脈で論じられる段階説に類似していると考えられる。段階説は諸説存在するが，今尾（2004）は，「ショック・衝撃」「否認」「情緒的混乱」「解決への努力」「受容・終結」という枠組みが共通していると指摘している。本研究の結果も，戸惑いながらも次第に症状に向き合うようになり，見守るようになる，というプロセスにおいて，この枠組みに類似していると考えられる。しかし，違和感を抱く時期の存在は異なる部分だと言える。

　違和感を抱く時期の存在は，発達障害を中心とした研究で指摘されている（桑田・神尾，2004）。たとえば，夏堀（2001）の調査では，自閉症児の親は診断の前に障害の疑いを抱き，確定診断に至るまでの間に情緒的困難にぶつかっていたことを指摘している。発達障害児の親において，診断以前に障害を認識したり，不安や違和感を抱くという特徴がみられると指摘する研究は数多くみられ（山岡・中村，2008；芳賀・久保，2006；中田，1995），このことからトゥレット症候群の子どもが持つ併発症状も含めた発達特性は，他の発達障害と類似した影響を母親の心理に与えると考えられる。

しかし，トゥレット症候群の子を持つ母親は今まで感じていた違和感に対して診断が告げられるのではなく，診断を受ける前に子どもの状態の急激な変化を経験しており，このことは発達障害を対象とした研究とは異なる点である。チック症状や併発症状が目に見えて急に変化し，今まで送ってきた普通の生活が変わってしまう，という体験は，突如として病を告げられる身体疾患と類似する部分があると考えられる。たとえば，水野・中村・服部・岡田・山口・松本（2002）や服部・山本・岡田・山口（2007）による小児がん患児の母親を対象とした入院初期の母親役割の変化について検討した研究では，診断，入院は突然のことであり，母親は"がん患児の母親"への変化が求められ，新たな役割に必死に適応していく姿が描かれている。金生（2008）でも，トゥレット症候群を，喘息やアトピー性皮膚炎と同じタイプの病気として親や本人に説明する場合もあると述べており，症状が突如出てきて我が子に付随し，その状況へ必死に適応していく，という母親の体験は身体疾患と類似した心理的影響を母親に与えていると考えられる。

以上から，従来の段階説と照らして考えると，トゥレット症候群の子を持つ母親の体験は，小さい頃から見られるチックの出やすい体質や発達特性に対しての違和感と，急激に変化し我が子や親自身の生活を変化させるチックや併発症状の悪化という2つの側面を特徴とすると考えられた。

10-4-2. 臨床心理学的支援への示唆

本研究からトゥレット症候群の子を持つ母親に出会ったときに，それぞれの心理過程の段階を見極めて，その時々のニーズにあった関わりをする必要性が明らかになった。

違和感を抱く時期では，何かしらの違和感を抱いているが答えが出ないことによる不全感や，チックを母親の責任であったり，一時的な心理的な問題だといわれてしまうなどの傷つき体験から，専門機関への不信感につながりやすいことが示唆された。山中・星加（2005）の調査では，運動チックのう

ち末梢部位に早期にチックが出現した例では複雑性の高いチックが出現しやすいことを示唆している。こうした今後の経過についての予測も含めたチックについての心理教育を行うことで，その後症状が増悪した際に，必要以上に母親が不信感や不安を抱くことを軽減できる可能性があるだろう。

　症状に戸惑う時期においては，子どもとの関係からも，社会との関係からも，母親自身は精神的な負担を抱えやすいことが明らかになった。そのため，その負担や辛さの傾聴が求められる。加えて，子どもの状態が分かることが症状と向き合う時期への契機となることが示唆されたことから，現在の子どもの状況を総合的にアセスメントして的確に伝えることが，母親の戸惑いの軽減につながると考えられる。その際には，金生（2008）で指摘されているように，チック症状の程度や悪影響だけではなく，併発症状を含めた発達特性全般を援助者が視野に入れておくことが重要だと考えられる。本研究の結果では，併発症状による苦悩もチックと同様に大きいことが示唆されるとともに，状態全体が変動しやすいことからその理解が難しいことも母親にとっての慢性的に続く戸惑いにつながることが示唆された。こうした戸惑いは，我が子の状態の変動に応じて必然的に生じる心理過程だと考えられ，援助者はそうした母親の動揺を理解しながら，今の子どもにとって必要な支援を伝えていくことが求められるだろう。

　また，症状と向き合う時期は，母親が子どものことを守る決意を抱きながらも，社会から理解を得にくく孤立しやすい時期であることが示唆された。この時期は母親が必死に子どものためにできることをしようとしており，またそれが子どもにとって，必要な場合も多い時期である。しかし，そうした親の配慮が我が子の状態とずれた際には，社会生活に必要なスキルを身につける機会を奪ってしまう可能性も懸念される。慢性疾患を抱える子どもに対して，親は自ら気づかぬうちに過干渉になってしまうことがあるといわれている（小平，2006）。そのため，子どもの人格的な成長を支持し，できている部分に母親が目を向けられるような援助を通して，我が子を見守れるように

なるまで，援助者が支えていくことが必要だと考えられる。

10-5. 本研究の限界と今後の課題

　本研究には2つの限界がある。第一に，対象者の少なさである。本研究の対象者は5名であり，少数例での検討であった。トゥレット症候群には，思春期には全て症状が軽快するものもいれば，他の発達特性によってもっぱら生活への影響が生じている場合もあり，個人差が大きい。今後は対象者を拡大していき，一般化可能性を検討していく必要があるだろう。第二に，本研究では理論の生成までしか行っていない点である。本研究で生成した理論はあくまで仮説であり，実践の中で本研究の枠組みがどの程度有効か検証していくことが必要だろう。
　以上の限界を受けて次章において，生成された仮説の一部を検証することとした。

第11章　保護者の精神的健康に影響を及ぼす要因（研究６）
―本人との相互作用への注目―

　本章では，研究５で見いだされた仮説の検証と，本人及び保護者の症状に対する捉え方の相互作用を明らかにすることを目的に，質問紙調査を行った。対象は，61名のトゥレット症候群の子どもを持つ保護者であった。研究の結果，トゥレット症候群の子どもを持つ保護者のうち，32名（52.5％）が精神的健康において臨床域に達していた。保護者の精神的健康に影響する要因を検討したところ，社会からの孤立感と子どもの年齢が影響する変数だと示唆された。また，保護者の社会からの孤立感は子どものチックに対する対処満足度やチックに対する捉え方と関係していることが示され，トゥレット症候群という理解されにくい障害を持つ場合，保護者の社会からの孤立感の軽減は特に重要だと示された。

11-1．問題と目的

　研究５では，トゥレット症候群の子どもを持つ保護者の心理過程について質的研究法に基づいて検討した。その結果，トゥレット症候群の子どもを持つ保護者の心理過程は，症状が顕在化する前から抱く，本人の特性への違和感と本人の状態が急激に変化することへの戸惑いという２つの特徴を有しており，発達障害を有する保護者の心理過程や身体疾患に罹患した子どもの親と類似した心理過程を有することが示された。こうした２つの側面を有することから，保護者にとっても子どもの状態を理解することは難しいことが想定された。

　チック障害の子どもを有する親に対して，子どもが慢性疾患を有すること

による家族への影響を測定する尺度（Impact on family scale, Stein & Reissman, 1980）を利用してその実態を調査した Woods, Himle, & Osmon (2005) の研究では，家族への影響は，チック症状よりも ADHD 症状と内的な症状のほうが大きいという結果が示唆されており，この結果は Wilkinson et al. (2008) において，併発症を複数有するほうが母親の育児負担感に影響するという指摘とも類似した結果だといえる。しかし，トゥレット症候群の子どもを持つ母親のうち，精神的健康の状態は，76.9%がカットオフ値を超えている（"caseness"）と示唆した Cooper et al. (2003) の調査結果からは，併発症だけではなくトゥレット症候群の有する特徴全体が保護者に与える影響が大きいと考えることが出来るだろう。研究5においては，チック症状の変動しやすさからくる動揺や自宅において症状がひどくなることからくる社会からの孤立感，チックに伴い周囲の目が気になってしまうなど様々なチックによる家族の精神状態への影響が示唆された。しかし，対象者が5名と非常に少ないという限界があった。

そこで，本研究では，対象者を増やし，研究5で見いだされたモデルや仮説が妥当かどうかを量的に検討することを目指した。保護者のチックに対する捉え方はその精神的健康にどのように影響するのかを明らかにすることを第一の目的とした。それと同時に，保護者のそうした捉え方が研究4で示されたような本人のチックに対する捉え方にどのように影響するのかについて検討することを第二の目的とした。

11-2. 方　　法

11-2-1. 対 象 者

対象は研究4と同様の方法でリクルートした，トゥレット症候群患者の子どもを持つ親子，及びトゥレット協会会員であった（9-2-1を参照）。

11-2-2. 調査項目

質問項目は親と子どもで，それぞれ異なったため，本研究で分析に用いた項目を Table 11-1 にまとめた。研究 4 で用いていない尺度について，それぞれ説明していく。

11-2-2-1. チックへの保護者の捉え方

9-2-2-2 において説明した本人のチックに対する捉え方について検討した尺度のもととなった，保護者のチックに対する捉え方についての尺度である。研究 5 の結果から見出された保護者の心理過程の中でも，症状に戸惑う時期に生じる，"周囲からの目が気になる傾向"，"チックに対する動揺"という心理状況や，全体に影響する概念として"社会からの孤立感"が，精神的な健康度に及ぼす影響が大きいと考え，尺度を生成した。本人版との違いとして，チックに対する考えや思いと行動で分けて質問文を構成している点が挙げられる。考えや思いについて尋ねる際には，「1．あてはまらない」から「4．すごくあてはまる」まで，行動については「1．ほとんどない」から

Table 11-1. 調査に用いた質問項目一覧

	本人	親	測定するもの
1	チックへの対処満足度		チックへの対処満足度
2	チックへの捉え方		チックに対する主観的な捉え方
3	STAIC		不安
4	LOI-CV		強迫症状
5	感覚現象の簡易版		感覚現象
6		TSSR	チック（保護者評価）
7		ADHD-RS	子どもの ADHD 傾向
8		基礎情報	親より属性記入
9		チックへの捉え方	親のチックの捉え方
10		GHQ	親の精神健康

「4．ほとんどいつも」までの選択肢を用いている。「周囲の目が気になる傾向」（7項目），「チックに対する動揺」（9項目），「社会からの孤立感・理解されなさ」（9項目）から構成した。それぞれの内的整合性を検討したところ，「周囲の目が気になる傾向」は $\alpha = .83$，「社会からの孤立感」は $\alpha = .76$，「チックに対する動揺」は $\alpha = .78$ であった。各項目の影響を検討した結果，「チックに対する動揺」の下位項目のうち，「チックのパターンがわかる（逆転項目）」という項目を削除することで，α 係数が .82まで高まることから，この項目を削除した8項目を「チックに対する動揺」得点として算出した。

11-2-2-2. General Health Questionnaire-28（GHQ-28：Goldberg & Hilier, 1979）

　GHQ-28は，精神的健康度について調べる代表的な尺度の一つである。身体的症状，不安と不眠，社会的活動の障害，鬱傾向の4つの下位項目からなる全部で28項目の尺度である。スクリーニング尺度として用いる際には，それぞれの回答を傾向が高い回答を1，そうではない回答を0として，1-0データに換算し，合計点が6点よりも高い場合には"caseness"と判断される。また，すべての項目を1～4点に換算して合計点を出すリッカート式の採点方法もある（中川・大坊，1985）。標準化がなされているという利点だけではなく，Cooper et al.（2003）の研究でも同様の尺度が用いられていたため，先行研究との比較も可能だと考え，この尺度を採用した。

11-2-3. 分析方法

　本研究では保護者の心理過程に重点をおいたため，以下のように対象者を選定した。まず，保護者の精神的健康度やチックに対する捉え方の影響を検討するために，GHQ-28と，保護者のチックへの捉え方の回答の双方に欠損値がない，本人の年齢が22歳以下の外来患者26名，トゥレット協会会員35名を対象とした。次に，本人の捉え方への影響を検討する分析の際には，上記

の項目に加え，本人のチックに対する捉え方について欠損値のない外来患者20名，トゥレット協会会員21名を対象とした。本人の回答が少なかった理由として，チックについて思い出したり意識することに保護者が懸念を抱いた場合や，まだ子どもが低年齢であったため，質問紙への回答そのものへの負担感から回答をしなかった者がいたからであった。

初めに，それぞれの質問紙の記述統計を算出した。その際に，外来患者とトゥレット協会患者の間で属性に違いがみられるか確認するために，量的変数は独立した対象のt検定で，カテゴリカル変数はカイ二乗検定によって比較した。次に，保護者の精神的健康の高低と関連する臨床特徴について検討した。各属性との相関を算出した後に，相関関係がみられた変数を独立変数とした，ステップワイズの重回帰分析を行った。さらに，保護者のチックに対する捉え方や精神的健康と本人の状態やチックに対する捉え方の関係について検討した。

11-3. 結　　果

11-3-1. 基礎統計量の算出

分析の対象とした者の記述統計を Table 11-2 にまとめた。外来患者とトゥレット協会患者では記述統計に有意差はみられなかった。

11-3-2. 保護者の精神的健康に関係する要因の検討

保護者の GHQ-28 の値について検討した結果，61名中32名（52.5％）がカットオフ値を上回っていた。変数間の関係を検討する際には，本研究ではGHQ をリッカート式で合計したものを用いた（以下，GHQtotal）。これは採点方法によって分布を比較したところ，リッカート式で採点したGHQtotal得点が正規分布に近く，他の変数との関係を見る際には適していると考えた

Table 11-2. 基礎統計量

	外来患者 ($n=26$)		トゥレット協会 ($n=35$)		p値
基礎属性					
子どもの年齢	13.2	[3.2]	13.7	[3.7]	.54
ADHD	4	(16.0%)	7	(20.0%)	.69
強迫性障害	3	(12.0%)	8	(22.9%)	.28
TSSR	14.2	[9.2]	15.6	[11.6]	.61
Motor tics	9.0	[6.4]	8.5	[7.3]	.75
Vocal tics	5.1	[4.6]	7.1	[5.9]	.15
GHQ-28	5.7	[5.3]	7.2	[5.4]	.29
total（リッカード式）	23.5	[11.0]	26.8	[12.0]	.28
身体症状	2.3	[2.0]	2.7	[2.3]	.44
不安・不眠	2.2	[1.7]	2.8	[1.8]	.18
社会的障害	.69	[1.0]	1.3	[1.8]	.13
うつ傾向	.62	[1.7]	.46	[1.0]	.65
ADHD-RS	12.7	[12.3]	13.9	[11.8]	.69
不注意	8.5	[7.2]	9.6	[7.8]	.58
多動・衝動性	4.2	[6.2]	4.3	[4.6]	.91
チックの捉え方[a]	2.3	[0.5]	2.5	[0.6]	.45
周囲の目	2.1	[0.7]	2.3	[0.8]	.34
チックへの動揺	2.6	[0.6]	2.6	[0.8]	.97
社会からの孤立感	2.3	[0.6]	2.5	[0.6]	.30

a. 下位項目の項目数が異なるため，項目数で除した値を報告した。そのため，1から4の値を取る。

からである（Figure 11-1）。

　はじめに，保護者の精神的健康と関係があると想定される変数との相関を検討した。その結果，年齢，運動チックの重症度，社会からの孤立感，子どものADHD傾向が相関していた（Table 11-3）。ステップワイズの重回帰分析によって検討した結果，年齢と，社会からの孤立感のみが独立変数として残った（Table 11-4）。しかし，その説明率は低く，保護者の精神的健康の状態はチック関連の症状との関連はあるものの，それだけでは説明されないと

第11章　保護者の精神的健康に影響を及ぼす要因（研究6）

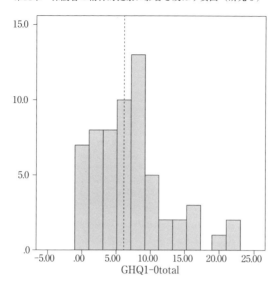

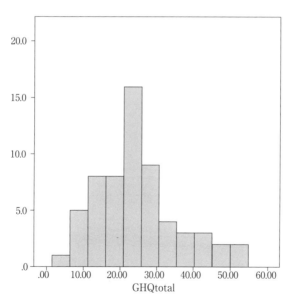

Figure 11-1. GHQの合計方法による分布の違い（上が1-0方式，点線がカットオフ。下がリッカード式での採点）

Table 11-3. 保護者の精神的健康と他の変数の相関関係

	1	2	3	4	5	6	7	8	9	10	11
1．GHQtotal											
2．年齢	-.34**										
3．運動チック	.27*	-.22									
4．音声チック	-.05	.18	.47**								
5．チック症状	.16	-.06	.89**	.82**							
6．周囲の目	.22	-.31*	.22	.26*	.27*						
7．チックへの動揺	.15	-.17	.22	.10	.20	.70**					
8．社会からの孤立感	.33**	-.28*	.44**	.11	.34**	.57**	.53**				
9．チックへの捉え方	.28*	-.29*	.34**	.18	.32*	.88**	.87**	.82**			
10．不注意傾向	.30*	-.25	.31*	.06	.24	.10	.11	.31*	.21		
11．多動傾向	.31*	-.35**	.26*	.04	.19	.23	.17	.32*	.28*	.73**	
12．ADHD傾向	.33*	-.31*	.31*	.06	.23	.16	.15	.34**	.26	.95**	.90**

＊：$p<.05$，＊＊：$p<.01$

Table 11-4. 保護者の精神的健康を予測する変数

		B	SEB	β	t値	p
1		9.05	6.1		1.5	.15
	社会からの孤立感	.77	.27	.35	2.8	.01
	Radj2	.11				
2		24.0	9.4		2.5	.01
	社会からの孤立感	.61	.28	.28	2.2	.03
	年齢	-.86	.42	-.26	-2.1	.05
	Radj2	.15				

考えられた。

11-3-3. 親子相互作用で生じる影響

　保護者の精神的健康やチックに対する捉え方と，子どものチックに対する捉え方や心理特性が相互にどのように関係するかを検討した。

　子ども自身の対処満足度やチックに対する捉え方に着目することは重要だと，第3部の結果からは示唆されていた。こうした子どもの対処満足度やチックに対する捉え方が，保護者のチックの捉え方と関連があるか検討する

ことで,さらなる支援に向けた示唆が得られると考えられた。親子双方のチックに対する捉え方の関連を検討した結果,チックへの対処満足度と保護者のチックに対する動揺（$r=-.53, p<.01$）と社会からの孤立感（$r=-.65, p<.01$）が,子どものチックに対する捉え方には保護者の社会からの孤立感（$r=.42, p<.01$）がそれぞれ中程度の相関を示した（Figure 11-2）。保護者がチックに伴い周囲の目が気になる傾向は,子どものチックへの捉え方には影響していなかった。

11-4. 考　　察

本研究は以下の2つを目的としていた。第一に,対象者を増やし,研究5で見いだされたモデルや仮説が妥当かどうかを検討すること,第二に,保護者の子どものチックに対する捉え方が研究4で示されたような本人のチック

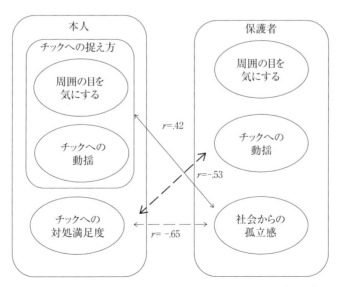

Figure 11-2. 親子相互のチックに対する捉え方の関係（$n=41$）

に対する捉え方にどのように影響するのかについて検討することであった。

11-4-1. 保護者の心理過程が精神的健康に及ぼす影響

　研究5で見いだされた心理過程のうち，本研究では周囲の目が気になる傾向，チックに対する動揺，社会からの孤立感の3つの変数に特に注目をして検討を行ってきた。その結果，周囲の目が気になる傾向と社会からの孤立感は年齢と負の相関を示していた。このことは，対象者の年齢が上がるにつれて，徐々にチックに向き合うことが出来るようになったり，サポート資源を利用したり，保護者が周囲に説明をしに行く必要性が下がったりすることが背景にあると考えられる。こうした変化はある程度，研究5で見いだされた結果を支持したといえるだろう。しかし，チックに対する動揺は子どもの年齢との関係が見られなかった。加えて，年齢だけではなくチック症状やその他の特性との相関も見られなかったことから，チック症状や強迫症状などの併発する症状の重症度と関係なく，チックの変動への不安や，症状が完全に治るかどうかへの懸念は，慢性的に持続するものだと考えられた。このことは，トゥレット症候群が慢性的に症状の増悪を繰り返しながら成長していくという特徴を有することが背景にあると考えられ，保護者にとってそうしたチックに対する動揺は持続する心理であることを支援者が理解しておく必要があるだろう。

　また，GHQの結果から，カットオフ値を上回る得点を示したものは全体の半数に上った。Cooper et al.（2003）の調査では76.9％の保護者がカットオフ値を上回っていたという結果が得られており，その結果より低い値ではあった。しかし，Cooper et al.（2003）の論文では，5点以上の者をcaseness として計上していた。本研究では，日本語版のマニュアルに沿った基準を選定したが，Cooper et al.（2003）の研究と基準をそろえると，該当する者の人数は62.3％に達するため，こうした基準の違いが結果に影響した可能性がある。また，本研究の対象者は質問紙に回答できる状態の者が対象で

あったことも結果に影響しているだろう。研究に参加することも難しい程度社会的に孤立している対象者も存在すると考えられ，本研究の対象者の半数以上のものが何らかの精神的健康に不調を抱えているという結果は，トゥレット症候群の子どもを持つ親の心理的な負担の大きさをやはり示しているといえるだろう。

　加えて，本研究の結果からは，そうした精神的健康にはチックに伴う社会からの孤立感が最も影響していることが示された。トゥレット症候群の子どもを持つ母親は，その症状がなかなか理解されないことが多く，自らが積極的に子どもの状態を説明しに行ったり，なかなか理解されないという傷つき体験を負うことが多いと研究5では示されていた。本研究の結果から，チックによって周囲の目が気になったり，動揺が慢性的に続くことはあるものの，まずは，保護者の孤立感を軽減させるような支援を援助者が行うことが重要だと示唆された。しかしながら，保護者の精神的健康を予測するモデルの決定係数の値が小さかったことから，保護者の有する特性や社会状況を含めた検討が今後は求められる。

11-4-2. 子どものチックへの捉え方と保護者の心理過程の関係

　本研究の第2の目的として，チックという症状が出た時に，親子の間で生じやすい心理的な相互作用のパターンがあるかどうかを検討することであった。その結果，子どものチックに対する捉え方と親のチックに対する捉え方は必ずしも一対一で対応しているわけではなく，親が抱く社会からの孤立感と，子どものチックに対する様々な捉え方が影響していることが示唆された。これは，子どもが自らのチックに対してうまく対処できないと感じていたり，チックについて気にしている傾向が強いほうが苦痛感を抱いているため，親もなかなかその苦痛が分かってもらえないと感じていたりする可能性も考えられる。それとともに，親が孤軍奮闘している状況が続くことにより，子どもにとって「チックは悪いもの」「チックはなくなったほうがいいもの」と

いう思いが高まる可能性もあるだろう。加えて，子どもの対処満足度の低さとは，親のチックに対する動揺が中程度の相関を示していた。これは，チックに対してうまく対処できていない感覚やその変化に戸惑うという心理状態が親子相互に影響しあう状況を表していると考えられる。

　チックとは目に見える症状であるため，障害が生じた際に保護者が抱きやすい心理的な課題をよく反映した結果が本研究では得られたと考えられる。他の発達障害について述べた先行研究として，吉田ら（2012）の調査では，自閉症スペクトラム障害の子どもを持つ母親の不安について検討した結果，情緒的支援についての認知が不安の高低に大きく影響していることを示唆しており，家庭内の支援だけではなく家庭外からも情緒的な面での支援を必要としていることを指摘している。山根（2013）は，発達障害児・者を持つ母親を対象とした，発達障害児・者を持つ親のストレッサー尺度（Developmental Disorder Parenting Stressor Inventory : DDPSI）という尺度を作成している。その因子として，理解・対応の困難，将来・自立への不安，周囲の理解のなさ，障害認識の葛藤，という4つの因子が存在することを示しており，いずれもストレス反応と相関すること，しかしながら，家族のサポートや公的サポートはこうした心理的ストレス反応を軽減すると考えられることが示されている。以上の先行研究と本研究から見出された結果は類似しており，やはりトゥレット症候群という慢性化するチック障害の場合は，発達障害に準じた支援が求められると考えられた。つまり，チックという症状はしばしば神経症圏の問題として捉えられることが多いが，そうした対応が保護者の「社会から理解されない」という気持ちを高めてしまうと，保護者だけではなく本人に与える影響も大きいと考えられる。

　以上の示唆を受けて，本人に対してだけではなく，保護者にとっても社会からどのように障害が捉えられているのかは重要だと考えられた。この結果も踏まえて，最後に，次章において，教員を対象とした調査の結果を報告する。

第12章 チック障害についての学校現場の認識と対応（研究7）

　本章では学校の教員を対象として，チック障害を有する子どもへの対応についてどのように認識しているのか調査を行った。教員のニーズを明らかにするための予備調査として，情緒障害通級指導教室，特別支援学級，通常学級の教員それぞれのトゥレット症候群についての認識について明らかにした。その結果，チックという言葉はほぼすべての教員が知っていると回答したが，トゥレット症候群を知っていると回答した教員はそれぞれ，84％，36％，18％であり，対象者によって差が開く結果となった。実態調査でニーズが明らかとなった対応方法に焦点を当てて，本調査において，チックが周囲に及ぼす影響が大きい時にどのように支援するかについて回答を依頼した。その結果，チックについて本人と共有して対応を相談する教員の割合が，チックが周囲に影響を及ぼすような場合には高まることが示された。以上の2つの研究から，トゥレット症候群についての知識の普及啓発の必要性が示されるとともに，実際の教育場面での対応方法について一定程度の指針を示すことができた[5]。

12-1. 問題と目的

12-1-1. チック障害の子どもが学校で抱く困難

　第4部の目的は，チック障害を有する子どもと社会との関係を検討するこ

---
5) 本章は，菊地ら (2010)，野中ら (2011)，野中ら (2013) をもとに，本書に沿うように加筆・修正をしたものである。

とであった。研究5，研究6において家族と本人の関係を検討したため，本章では児童・思春期における大きな環境の1つである学校に焦点を当てた実態調査を行うこととした。

　トゥレット症候群の子どもが学校生活において抱く困難として，チック症状そのものによる困難と，併発する行動上の問題や情緒の問題があるといえるだろう。Storch, Murphy, Chase, Keeley, Goodman, Murray, & Geffken (2007) は，慢性チック障害の児童・思春期の患者を対象とした調査の中で，Ⅰ型糖尿病を持つ群と健常群と比較して，チックを持つ群のほうが，仲間外れ (peer victimization) を受けている割合が有意に高いことを指摘している。そのような「仲間外れとなること」は，チックの症状の重症度と孤独感を媒介している可能性が指摘されていることから，支援するにあたって，チックの重症度の対人関係への影響を考慮する必要性が指摘されている。また，Conelea, Woods, Zinner, Budman, Murphy, Scahill, Compton, & Walkup (2011) の調査では，臨床群ではなく，コミュニティにいる児童・思春期の慢性チック障害を持つ者に対して，インターネットを経由した調査を実施し，チックの重症度が，社会的・学業的・心理的機能障害との間に，中程度の有意な相関があることを見いだしている。また，チックを持つことで，周囲から受け入れられにくくなる，という指摘も多くみられる (Boudjouk, Woods, Miltenberger, & Long, 2000 ; Friedrich et al., 1996など)。対人関係での問題を検討した Stokes, Bawden, Camfield, Backman, & Dooley (1991) の調査では，トゥレット症候群患者の多くが，自らの自尊心に問題がなくとも，他児や教員からの評価が低いことがしばしばあることが指摘されており，対人関係の問題を含めて支援を実施する必要性を指摘している。学校での問題に着目した Packer (2005) による親を対象とした調査では，チックによって学業上の支障を抱えている者が半数以上，チックによるからかいや無視を受けたことがある者が3分の2程度存在することが示された。これらの先行研究から，チック症状が社会機能に及ぼす影響は大きく，その中身についても，社会的

な偏見や対人関係での問題，学業面での問題など広範囲に及んでいることがわかるだろう。

　また，併発する問題の影響も多岐にわたる。例えば，強迫観念が生じることにより，学校行事への参加が困難になったり，強迫行為に占められる時間によって学業成績が下がることもある。明確な発達障害を併存しなくとも，怒り発作と言われる，衝動コントロールの問題を抱える子どもも一定数存在し，適切な介入と支援が求められる（Carroll & Robertson, 2000，高木訳，2007）。

　このような不適応から自己評価が低下し，二次的にうつ状態や不登校となることもある。実際，我が国のトゥレット症候群患者の臨床特徴についてまとめた Kano et al.（2010）によれば，80人の26歳以下のトゥレット症候群患者のうち20人（25%）が不登校を経験している。トゥレット症候群の一般的な経過として，10歳から15，16歳頃までに最も重症となり，その後は徐々に軽快していく（太田・金生，1997；星加，2008など）。そのため，患者は重症な時期の多くを学校で過ごすことになり，周囲の児童・生徒との関係が良好で，自己評価を損なうことなく，可能な限り学習に集中できるように，環境を調整し，維持することが重要である（Shprecher et al., 2009）。

　トゥレット症候群に限らないが，学校生活に支障をきたしうる疾患や障害を有する児童・生徒に対して，その支障が小さくなるように環境調整を行う場合には，学校の関係者が疾患や障害の特性と望ましい対応の方法を知ることが重要である。しかしながら，有澤による2004年の調査[6]（有澤，私信，2009）では，公立小中学校で学級を担任する教員のうち，トゥレット症候群を知っていると回答した者の割合は23%にとどまり，認識の低さが問題として提起された。我が国でも特別支援教育が2007年に開始され，通常の学級においても特別な教育的ニーズに対応することが提言された（石塚，2009）。こ

6）　有澤が2004年に，198の小学校と101の中学校を対象に行った調査。2004年のトゥレット協会の教育シンポジウムで結果の一部が公表されたが，回収率は14.7%（44校）で，信頼性が高いとはいえないため文書としては発表されていない。トゥレット症候群の日本においての認識度の調査研究はほとんどなされておらず，有澤の許可を得て引用することとした。

のように特別支援教育が浸透する中で，トゥレット症候群のように様々な問題を併発する疾患はどのように教員に認識されており，そしてどのように対応がなされているのだろうか。この実態が明らかになることは，子どものチックに対する捉え方への影響や，支援の方針をたてることに寄与すると考えられる。

12-1-2. 研究7の目的

以上の問題意識から，研究7では，教員がどの程度トゥレット症候群という疾患について知っており，どの程度実際に担当したことがあるのか，そしてどのような情報を求めているのかを明らかにすることを目的とした。我が国において，大規模な実態調査は行われていないため，はじめに予備調査として，比較的重症のチックを持つ児童・生徒と関わる機会があると思われる情緒障害通級指導教室の担当教員および特別支援学級の担当教員，そして軽症のチックの児童・生徒と多く出会うであろう通常学級担当教員をそれぞれ対象とした実態調査を行った。その結果を受けて，より焦点を絞って本調査を行うこととした。

12-2. 予備調査

12-2-1. 方　　法

12-2-1-1. 対　　象

対象は，東京都公立学校情緒障害教育研究会の会員である公立小中学校通級指導教室担当教諭が所属する学校210校，宮城県と京都府を中心とした小・中学校の特別支援学級441校（宮城県：172校，神奈川県：9校，京都府：234校，兵庫県：12校，福岡県：14校），通常学級299校（宮城県：188校，東京都：111校）であった。

第12章　チック障害についての学校現場の認識と対応（研究7）

　まずは，通級指導教室担当教諭宛てに，2008年10月に調査協力を依頼する文書を郵送し，同封の質問紙に通級指導教室担当教諭が回答するよう案内した。その上で，更に対象を拡大するために2009年7月に，研究協力者の紹介により調査表を配布可能であった特別支援学級および通常学級の各教諭が所属する学校の校長あてに，調査協力を依頼する文書を郵送した。記入された質問紙は全て郵送にて回収した。回答数はそれぞれ順に103通，168通（うち通級13通，固定級151通，不明4通），109通であり，回収率は49％，38.1％，

Table 12-1. 対象者の属性

	通級	特別支援級	通常級
合計	103	168	109
年齢			
20代	7（7％）	7（4％）	13（12％）
30代	17（17％）	9（5％）	18（17％）
40代	29（28％）	60（36％）	45（41％）
50代	45（44％）	89（53％）	32（29％）
60代	3（3％）	2（1％）	1（1％）
無回答	2（2％）	1（1％）	0（0％）
勤務校			
小学校	70（68％）	138（82％）	71（65％）
中学校	32（31％）	26（15％）	35（32％）
無回答	1（1％）	4（2％）	3（3％）
担当学級			
通級	－	13（8％）	－
固定級	－	151（90％）	－
無回答	－	4（2％）	－
教員歴（年）[a]	22.1 [10.9]	24.7 [7.7]	18.8 [9.8]
通級／特別支援学級担当歴（年）[a]	8.2 [6.8]	8.3 [6.9]	1.0 [2.6]
児童・生徒数（人）[a,b]	19.6 [13.3]	4.2 [5.5]	31.6 [6.6]

a. 通級指導教室の教員の場合は通級学級の担当歴を，特別支援学級の教員の場合は特別支援学級担当歴を記載した。
b. 「児童・生徒数」は，担当学級の人数を意図した質問であったため，50人を超えた数字を記載した回答（特：2人，通常級：5人）は除外して計上した。

36.5％であった。各教諭の年齢，勤務校（小学校／中学校），教員歴，特別支援学級担当歴（通級，固定級含む），担当児童・生徒数について，Table 12-1 に記載した。

12-2-1-2. 調査項目

質問紙はチック障害に関する教員自身の認識や経験に関する項目で構成されていた。具体的には，①「チック」，「トゥレット症候群」の認識（「チック」，「トゥレット症候群」を知っているか，「トゥレット症候群」と聞いて思い浮かべることは何か），②チックを有する児童・生徒の担当経験・配慮を要した経験，③チックを有する児童・生徒への対応（教員経験中及び通級担当中に，特別な配慮を要した児童・生徒への対応の仕方），④チックについて知りたいこと，であった。特別支援学級と通常学級を対象とした調査でも基本構成は同様であり，文言をそれぞれの学級に適した内容に変更した。

12-2-1-3. 分析方法

集計は，択一式の質問では回答の内訳の実数と比率で算出した。その際，3群の比較はカイ二乗検定を行い，有意差がみられた場合，事後検定として Bonferroni の補正法により有意確率を統制し，対ごとに比較した。自由記述式の質問は以下の手続きを取った。まず，通級指導教室の教員を対象に実施した調査のデータのうち，自由記述式の部分の内容を筆者と共同研究者1人が独立で分類し，分類が一致しなかった回答については一致するまで協議した。一部のカテゴリでは必要に応じて下位カテゴリを設け，同一の回答が複数のカテゴリに該当する場合は，各々に重複して計上した。その上で，特別支援学級及び通常学級担当教諭の回答も，同カテゴリに分類した。分類の際には，筆者と共同研究者が独立して分類し，一致しなかった場合には協議の上決定した。なお，結果では，上位カテゴリは『　』，下位カテゴリは「　」をつけて記載した。

12-2-1-4. 倫理面への配慮

倫理面へは以下のような点について配慮した。まず，依頼状に調査に協力しなくとも教員になんら不利益がないことを明記し，自由意志による回答を得た。また，個人が特定されるような結果の公表をしないことも明記し，これを遵守した。自由記述の回答の本論文への記載も最小限にとどめ，必要に応じて匿名性の高い内容に改め，記載した。なお，本研究は，東京大学大学院医学系研究科・医学部倫理委員会の承認を得て行われた。

12-2-2. 結　果

12-2-2-1.「チック」「トゥレット症候群」についての教員の認識

以下，通級指導教室担当教員を「通級」，特別支援学級担当教諭を「特別支援級」，通常学級担当教諭を「通常級」と表記して結果を述べていく。

チックについて知っていると回答した教員は，通級，特別支援級，通常級で，それぞれ98%，100%，100%であった。それに対してトゥレット症候群という言葉を知っていると回答した教員の割合は，順に84%，36%，18%で

Table 12-2. トゥレット症候群を知ったきっかけ

	通級 ($n=87$)		特別支援級 ($n=60$)		通常級 ($n=20$)	
研修など	28	32%	16	27%	5	25%
実例の経験	30	34%	23	38%	9	45%
メディア	23	26%	14	23%	6	30%
書物	13	15%	10	17%	4	20%
TV	7	8%	2	3%	1	5%
インターネット	4	5%	3	5%	2	10%
新聞記事	1	1%	0	0%	0	0%
職務を通じて	8	9%	7	12%	0	0%
聞いた経験	5	6%	0	0%	0	0%

Table 12-3. トゥレット症候群と聞いて思い浮かぶこと

カテゴリ	回答例	通級 ($n=87$)		特別支援級 ($n=60$)		通常級 ($n=20$)	
チック		38	44%	34	57%	10	50%
「チック」	「チック」「チック症状のこと」	18	21%	21	35%	5	25%
音声チック	「声が出るチック」「汚言症」「言葉のチック」	13	15%	5	8%	2	10%
音声チックと運動チック	「運動チックや音声チック」「チック（音声，運動）」	7	8%	8	13%	3	15%
症状の性質		20	23%	7	12%	1	5%
重度のチック	「チックの症状が重いこと」「激しいチックの亢進」	16	18%	3	5%	1	5%
本人の意思に反して	「本人の意思とは関係なく起こる」	7	8%	5	8%	0	0%
関連疾患		8	9%	6	10%	2	10%
発達障害	「自閉症スペクトラム」「発達障害に併発」	5	6%	3	5%	1	5%
その他	「自傷行為」	3	3%	3	5%	1	5%
要因		6	7%	3	5%	3	15%
脳機能障害	「脳の障害」「脳機能の問題」	4	5%	0	0%	0	0%
心理的要因	「心理的要因」「心の葛藤」	3	3%	3	5%	3	15%
心理的苦痛・不適応	「社会生活を送るのに大変」	8	9%	7	12%	0	0%
回答者の実例	（匿名性を考慮し省略）	4	5%	5	8%	3	15%
その他	「病院の診断」	4	5%	7	12%	2	10%
分からない・特にない	「わからない」「特にない」	10	11%	6	10%	5	25%

あり，通級，特別支援級，通常級の順に統計的に有意に低かった（$\chi^2=101.9$, $p<.001$）。トゥレット症候群という言葉を知ったきっかけは，どの群でも『実例の経験』が多く，次いで『研修など』『メディア』という回答がみられた（Table 12-2）。トゥレット症候群と聞いて思い浮かべることは，「チック」という回答が占める割合が高かったが，通常級では「心理的要因」や「わからない・特にない」に該当する回答の割合も高かった（Table 12-3）。

12-2-2-2. チックを有する児童・生徒の担当経験と配慮を要した経験

　教員経験中を通してチックを有する児童・生徒を担当したことがあるものの割合は，通級，特別支援級，通常学級，それぞれで，順に91％，72％，74％であり，通級が特別支援級や通常学級よりも担当経験があるものの割合が高かった（$\chi^2= 14.1, p<.001$）。担当経験があるものに，特別な配慮を要した経験があったかを問うと，あると回答した者は71.3％，58.3％，50.6％であった。

12-2-2-3. チックについて知りたいこと

　チックについて知りたいこととして，対応方法が最も高い割合をどの群でも占めていた（Table 12-4）。特に，トゥレット症候群について詳しい通級教員の回答として，「症状に触れないことへの疑問」を挙げる者が一定数みられた。次に多い回答がチック自体のことであり，その原因や症状について知

Table 12-4. チックについて知りたいこと

	通級		特別支援級		通常級	
対応方法	25	24%	36	21%	33	30%
本人への働きかけ	8	8%	6	4%	7	6%
対応方法全般	7	7%	20	12%	17	16%
症状に触れないことへの疑問	7	7%	4	2%	4	4%
家族・他児・学校などへの働きかけ	5	5%	4	2%	4	4%
具体的な対応例	3	3%	8	5%	5	5%
チック自体のこと	20	19%	28	17%	17	16%
原因	11	11%	17	10%	7	6%
チック症状	7	7%	8	5%	8	7%
その他	3	3%	6	4%	3	3%
治療法	8	8%	5	3%	2	2%
専門機関との連携	6	6%	1	1%	2	2%
その他	0	0%	7	4%	0	0%

りたいと考える者の割合が多いことが示された。

12-2-3. 予備調査からの示唆

予備調査の結果から，チックを持つ子どもの学校現場での身近さ，どんな情報を教員が求めているのか，という点について実態を明らかにすることができたと考えられる。

12-2-3-1. チックやトゥレット症候群の教員の認識

予備調査の結果，ほとんどすべての教員がチックという言葉を知っていたのに対し，トゥレット症候群という疾患の認識はまだまだ低く，特に通常学級を担当している教員には耳慣れない言葉であることが示唆された。通級指導教室の教員の中では，「トゥレット症候群」という言葉を知っていると回答した人が84％と多かったのに対し，特別支援級，通常級ではその認識度はいずれも4割を下回っていた。それに加えて，トゥレット症候群と聞いて思い浮かぶこととして，「チック」という回答は多かったものの，症状の性質に言及する回答や関連疾患についての回答が少なく，様々な併発症を有し，症状が変動するトゥレット症候群特有の辛さは伝わりにくいと考えられた。

こうした認識度の違いの背景に，トゥレット症候群について知る機会の違いが挙げられる。トゥレット症候群を知ったきっかけとして，どの群も実例の経験から知ることが多く，研修や大学の講義で知ったという回答が3割を下回っていた。このことから，担当児童数の少ない特別支援学級の教員や，発達障害を有する児童・生徒の割合が低い通常学級担当教諭は，研修や講義，あるいはメディアを通して知る機会を得なければ，「トゥレット症候群」という言葉に触れる機会があまりない可能性がある。通級指導教室と特別支援学級，通常学級の認識度の違いは，こうした研修をうける機会の有無と実際に児童・生徒を担当した経験の豊富さなどの違いを反映している可能性がある。

12-2-3-2. チックを有する児童・生徒の担当経験

　チックを有する児童・生徒の担当経験を有する教員は，いずれの群でも7割を超えていた。トゥレット症候群については知らないと回答していた教員であっても，チックを有する児童・生徒は担当したことがあり，かつ配慮を要した経験を5割の者が有していた。このことから，通常学級においてもチックを有する児童・生徒に教員はしばしば出会い，何らかの配慮を要した経験があるものが多いことが示唆された。以上から，チック症状自体は教育現場ではとても身近なものだと考えられる。

　それでは，前章で示された保護者の社会からの孤立感はなぜ形成されるのだろうか。本研究の結果からは，トゥレット症候群がチック障害の一つに位置付けられるにもかかわらず，チック症状との認識の間にギャップが存在していることが影響していると考えられた。すなわち，チック症状は，先行研究からも示されているように，子どもの10人に1人程度には一時的にみられる症状である（Snider, Seligman, Ketchen, Levitt, Bates, Garvey, & Swedo, 2002；Kurlan, McDermott, Deeley, Como, Brower, Eapen, Andersen, & Miller, 2001）。そのため，多くの教員がチックという言葉を知るだけではなく，実際に児童・生徒の担当経験を有しているという実態は，疫学研究の結果とも合致するといえるだろう。しかし，トゥレット症候群の子どもがその中にいたとしても，その児童・生徒も多くのチック症状のみを有する一過性のチック障害の児童・生徒と同じように捉えられる可能性があるだろう。チックは一般的に，周囲が見守って過ごすうちに，自然経過で改善するものである。前章で示したような，家の中で症状が激しくなることによる保護者への影響や，併発する強迫症状や不注意傾向の影響については，なかなかチックという症状からは結びつきにくいと考えられる。そのため，保護者は丁寧な説明をする必要性が生じ，わかってもらいにくさを，教員は他のチックを持つ子どもとの関わりの違いに戸惑いを，感じやすいと考えられる。

12-2-3-3. 教員からのニーズ

　チックについて知りたいこととして，どの群でも対応方法を知りたいという者の割合が最も多く，次いでチック自体のことを挙げる者の割合が高かった。以上の回答は，その症状や障害の持つ特性を理解したうえで，関わり方を知りたいというニーズが高いことが考えられる。特別支援学級や通常学級の教員はトゥレット症候群自体をあまり知らないものも多かったため，暫定的チック障害と同じチック障害であるが，経過が慢性化しやすく，変動も大きいなどの経過や疾患の基本的な特徴をまずは伝えていくことが重要だと考えられる。こうした知識を教員全員が有していることは難しいと考えられるが，学校内での専門家として，スクールカウンセラーや養護教諭，特別支援コーディネーターなど様々な職種が現在では学校に配置されている。そのため，そうした様々な専門家に知識を提供し，保護者や本人と連携していくことができる体制を整えることができれば，保護者の抱く孤独感の軽減につながると考えられる。

　加えて，トゥレット症候群について知っていると回答した通級学級の教員にも対応方法について知りたいと回答する者が多く，中には，チックにはあまり触れないという原則を知りながらも，時にチックを意識化させてもいいのか，という疑問が一定数見られた。このことから，基本的な障害についての理解や知識がある者にとっても，重症なチックを有する生徒を前にした時に，どう対応するべきか，その判断は難しいものだと考えられた。そのため，本調査では，対応に焦点を当てた研究を行うこととした。

12-3. 本調査の目的

　予備調査の結果からは，チック症状は身近なものであるにもかかわらず，慢性化したり重症度が高いチックにより実生活に支障が生じた際の対応方法についての情報は未だ不足していることが想定される。そうした社会場面へ

の影響が大きい症状として，本研究では音声チックに焦点を当てた対応についての調査を行うこととした。音声チックは社会機能への影響が大きいという指摘はしばしばなされており（Walkup et al., 2010），日本トゥレット協会が会員に対して行った調査でも，音声チックが最も困っている症状の中で高い割合を占めていた（高木，2003）。このことからも，音声チックに対してどのような関わりが有効だと教員が認識しているのかを調査することは重要だと考えられる。

そこで，本研究では，音声チックを有する児童・生徒に対して，どのような援助が可能かを検討するための資料を得ることを目的とした。得られた結果に基づき，学校と家族との協働を促すための，臨床心理学的な援助についても考察していく。

12-4. 本調査の方法

12-4-1. 対　　象

本調査では，通級指導教室および特別支援学級を担当する教員を対象とした。これは，諸外国の調査から，特別支援教育を受けている児童・生徒のほうが，チックやトゥレット症候群の有病率が高いことが指摘されており（Khalifa & von Knorring, 2003），特別支援教育に携わる教員のほうが，比較的重症なチックを有する児童・生徒の担当経験を有している可能性が高いと考えられたからであった。

予備調査に協力した情緒障害通級指導教室，特別支援学級担当教諭のうち，更なる調査への協力を検討すると回答した79名の教員が所属する学校宛てに質問紙を送付した（うち，東京都：57名，京都府：7名，宮城県：13名，福岡県：1名，神奈川県：1名）。その教員がすでに異動していた場合には，同学級の他の教員に回答してもらうように依頼した。回答数は46通（回収率58％）で

Table 12-5. 対象者の属性 (*n*=45)

年齢			勤務校		
20代	4	（9％）	小学校	31	（69％）
30代	5	（11％）	中学校	11	（24％）
40代	10	（22％）	無回答	3	（7％）
50代	24	（53％）			
無回答	2	（4％）			
教員歴（年）	22.6	[10.6][a]	チック担当経験[c]		
通級・特別支援学級担当歴（年）[b]	6.8	[6.6]	あり	35	（78％）
担当児童・生徒数（人）	11.3	[10.0]	なし	10	（22％）

a. [ ] 内は *SD*
b. 養護学校・特別支援学校担当歴を記入したものがそれぞれ1名ずついたが、すべての教員に尋ねてはいないため、除外して計上した。
c. 「今までにチックがある児童・生徒を担当したことがあるか」を「はい・いいえ」の2件法で尋ねた。

あり，前回の調査に協力していた教員は26名（57％）であった。分析の際には，通常学級の担任が回答したと明記していた回答が1通あったため，除外して計上した。回答者の属性を，Table 12-5に記した。

12-4-2. 質問紙の構成

本調査では，場面想定法を用いた。教員に対して，架空の事例について2場面を提示し，それぞれの状況で，①誰に対して，②どのように働きかけるか，を回答するように依頼した。質問紙で用いた事例は，チックを主訴とする軽症から中程度のトゥレット症候群が疑われる事例を想定して作成した。事例を作成する際には，チック・トゥレット症候群を専門とする児童精神科医1名，精神保健学を専門分野とする研究員1名，臨床心理学を専攻する修士課程の学生2名で，提示する事例が適切かを検討した。その後，チック障害を含めた発達障害全般に詳しい教育関係者2名にも質問紙を検討しても

らった。実際に提示した事例の概要を下記に記した。

時点①：Aくんは，昔から瞬きのチックが多い子でしたが，今年に入ってから，他にもチックがでてきています。たとえば，顔の動きが増えてきたり，鼻をひくひくさせたり，目をきょろきょろさせたりするようになりました。普段から「クッ，クッ」という声が無意識に出てしまっていて，今月に入り，クラスメイトから，「どうしたの？」と聞かれることがあり，Aくん自身も戸惑うと同時に気にしているようでした。そのせいか，最近少し元気がありません。

＊ご自身なら，この場面で(1)誰または何（機関など）に対して，(2)どのように行動しますか。

時点②：ある授業中，Aくんが「アッ，アッ」という声を出していました。これまで授業中にはあまり音声チックは出ていなかったのですが，今日はいつもよりも多く，音量も大きいようです。その日の午後に国語のテストがあるのですが，クラスメイトのBさんが担任に，「うるさくて集中できない。」とひそかに相談してきました。

＊ご自身なら，この場面で(1)誰または何（機関など）に対して，(2)どのように行動しますか。

12-4-3. 分析方法

①自由記述の集計

分析の際には以下の手続きをとった。まず，(1)誰（何）に対して，という働きかけの対象に該当する回答は，回答数を集計し，その対象に働きかけると回答した教員の人数を計上した。次に，(2)どのように働きかけるかについての回答は，類似した回答を集めてカテゴリを作成し，そのカテゴリを元に，回答数について計上した。

(2)の回答を分類するためのカテゴリを作成する段階では，以下の手順を取った。まず，事例作成者以外の，臨床心理学を専攻する修士課程の大学院

生2名に協力を依頼した（以後，大学院生と表記）。大学院生に対しては，第一著者がチック障害全般について概説し，チックやトゥレット症候群について一定以上の理解が保たれるように工夫した。次に，予備調査の結果から，回答数が多く，多様性が期待できる本人・保護者・他児に対しての回答を分類することとした。各回答はおおむね1行程度で記述されていたため，各回答を1つの働きかけとして計上することを原則とした。しかし，1つの回答内に，2つ以上の要素があると考えられたものは，回答を分割して，要素ごとに1つの働きかけとして計上した（例：「不安要素になっていることを分析し，環境調整を可能な限りする。」⇒「不安要素になっていることを分析し，」「環境調整を可能な限りする。」）。その後，得られた回答を似た意味のものでまとめていき，カテゴリの名前と定義を筆者らが作成した。そうして生成されたカテゴリとその定義，カテゴリに分類された回答を基に，大学院生が，カテゴリ名とその定義の妥当性を検討した。その後，大学院生と筆者で協議し，カテゴリを確定させた。

　次に，カテゴリ別に回答を振り分ける段階では，大学院生がそれぞれ独立に，各回答をカテゴリに重複を認めず分類した（例：カテゴリ名〈症状を理解する〉，定義〈チックの増減に関係しているストレスや出来事が何かを理解しようとする〉，回答例「様子を見て，どのような状況のときに症状が出ているかを観察・記録する。」）。大学院生がそれぞれ分類した結果を筆者が集め，一致率を算出した。働きかける対象ごとに一致率を算出したところ，$\kappa = .76～.96$であり，分類の信頼性は十分だと考えられた。

②児童・生徒本人への関わり方の検討

　予備調査で疑問として挙げられていた「チックは見守ったままでいいのか，その見極め」を理解するために，児童・生徒本人（Aくん）に限定して以下の分析を行った。カテゴリの定義内で，チックを児童・生徒と直接的に話題にする必要性があると判断される対応をしたかどうかに基づいて，回答した教員を割り振った。具体的には，「別室の利用を提案する」「チックを気にし

ないように促す」「Aくんの意見を聞く」「チックへの対処を促す」「状況（声が出ていることなど）を説明する」「専門機関の利用を促す」は，チックについて本人と話題にする必要がある回答だと判断した。チックについて話題に出す教員の割合が，時点①よりも時点②で多い傾向があるかどうかを検討するために，McNemarの検定によって検討した。

12-4-4. 倫理面への配慮

調査に協力しなくとも教員に何ら不利益がないことを依頼状に明記し，自由意志による調査への回答を得た。また，本研究は東京大学医学部・医学系研究科倫理委員会の承諾を得て行われた。

12-5. 結　　果

12-5-1. 働きかける対象

働きかける対象について，時点ごとに集計した結果をTable 12-6に記した。その結果，Aくんに対して働きかけるという回答が，時点①でも時点②でも過半数を越えた。また，時点①では保護者に働きかけると回答した者が7割を超え，時点②では，他児に働きかけるという回答が半数を越えた。

12-5-2. 働きかけの内容

Aくん，保護者，他児に対する働きかけの内容をTable 12-7に示した。Aくんに対しては，「困っていることを聞く」（例：「困ったこと，不安なことがあるか，ないかたずねる。」）という回答が両時点で高い割合を占めた。時点②においては，「別室の利用を提案する」（例：「つらいようだったら別室対応が可能であることを伝える。」「別の教室などでテストを受けてみるかどうかを確認する。」）という回答も一定数を占めた。

第4部 社会に対してどのように介入するか

Table 12-6. 働きかける対象 (n=45)

時点①	回答	割合	時点②	回答	割合
Aくん	30	67%	Aくん	27	60%
保護者	33	73%	保護者	17	38%
他児	13	29%	他児	25	56%
担任	10	22%	「クラスメイト」	8	18%
他教員	8	18%	Bさん	20	44%
学内専門家[a]	7	16%	担任	10	22%
専門機関	5	11%	他教員	6	13%
関係者	1	2%	学内専門家	5	11%
			専門機関	3	7%
			その他[b]	2	4%

a. 学内専門家とは,スクールカウンセラー,校医,養護教諭などの学内において教科学習ではなく,心理面・健康面の支援を主とした役割として担う立場にいるものを分類した。
b. 「その他」に分類した回答は,「音声チックについて調べる」「原因がわかれば対処する」という回答で,明確に誰に働きかけるか書かれていなかったものであった。

Table 12-7. 各対象への働きかけ

対象	カテゴリ名	定義	時点①(n=30)		時点②(n=27)	
本人	困っていることを聞く	(Aくんに)心配なことや困っていることを聞く	17	57%	8	30%
	症状を理解する	チックの増減に関係しているストレスや出来事が何かを理解しようとする	8	27%	1	4%
	気持ちの安定を図る	症状と関係なく,気持ちの安定を意識した関わり	6	20%	2	7%
	チックを気にしないように促す	本人に直接,チックを気にしないように声をかける	4	13%	0	0%
	別室の利用を提案する	別室(避難できる場所,保健室やどこか別の教室,通級教室)の利用を提案する	3	10%	11	41%
	様子を観察する	様子を観察したり,気にかけて見守ること	3	10%	2	7%
	症状に触れない	あえてチックに触れない・意識させない	1	3%	0	0%
	環境調整	心理的な側面ではなく物理的な側面を整えるような関わり	1	3%	3	11%

第12章 チック障害についての学校現場の認識と対応（研究7）

Aくんの意見を聞く	どのような対応を取るべきか判断するために，本人の希望を聞く	0	0％	4	15％
状況（声が出ていることなど）を説明する	本人に客観的に見た状況を伝える	0	0％	4	15％
チックへの対処を提案する	チックへの対処法を提案する	0	0％	4	15％
専門機関の利用を促す	専門機関（医療機関・教育相談など）の利用を促す	0	0％	1	4％

保護者

		(n=33)		(n=17)	
Aくんの様子を聞く	Aくんの家庭での様子や最近の様子について，保護者の意見を聞く	21	64％	2	12％
専門機関の利用を勧める	専門機関（医療機関や教育相談などの外部機関）への受診や来談を進める関わり	7	21％	10	59％
状況の説明をする	学校での状況（チックが出ており，目立つようになって来たこと）を説明する	7	21％	9	53％
話をする機会を作る	面談など，相談する機会を作る	3	9％	2	12％
対応の了解を得る	学校での対応について，相談や了承を得ること	2	6％	0	0％
症状の変化の原因を探る	チックの症状の変化や，チックが出始めた理由などを探る	2	6％	3	18％
アドバイスをする	本人への関わりや対応について，何らかの助言をする26％16％対応の助言をもらうどのように関わるべきか，助言をもらうようにする	1	3％	0	0％

他児

		(n=13)		(n=8)	
気にしないように声をかける	チックのことを気にしないように声をかける	9	69％	2	25％
本人・家族の承諾の下，チックについて説明する	本人や親に承諾を取った上で，クラスに対してチックや本人にも事情があることを伝える	3	23％	3	38％
子ども同士の関係を深める	子ども同士の関係性を深める	1	8％	0	0％
環境を調整する	テストの日程や座席など，クラス全体の環境自体を調整する	0	0％	2	25％
本人の困り感を伝える	本人もわざとではなく困っていることを伝える	1	8％	1	13％

＊他児は時点ごとに比較するために，クラスメイトのみを計上。

保護者に対しては，「Aくんの様子を聞く」(例:「家庭での様子を伺う。何か変わったこと，学校での様子を話しているかどうか。」)という回答が時点①では多かったが，「専門機関の利用を勧める」(例:「医療機関への相談を勧める。」「専門医に行くようにアドバイスをする。」)という回答も両時点で比較的高い割合でみられた。

チックを話題に出す必要がある対応を行うと回答した教員は，時点②のほうが多いという傾向がみられた(p=.09; McNemar test, 日常場面：22.2%，対応必要場面：41.7%)

12-6. 考　察

本研究の結果から，音声チックに悩む児童・生徒に対してどのような援助が可能か考察していく。日常場面（時点①）及び対応必要場面（時点②）それぞれにおいて教員が行うと回答した働きかけについて，働きかける対象ごと

Table 12-8. 教員が行うと回答した場面ごとの働きかけ

	日常場面	対応必要場面
児童・生徒自身	・症状を理解する ・気持ちの安定を図る	・別室の利用を提案する ・児童自身の意見を聞く ・状況を説明する ・チックへの対処を提案する
	・困っていることを聞く	
保護者	・児童の様子を聞く	・症状の変化の原因を探る
	・専門機関の利用を勧める ・状況の説明をする	
他児	気にしないように声をかける	本人・家族の承諾の下，チックについて説明する

a. 児童自身・保護者については解答の上位3つ（同順3位は全部）を，他児については最も多い回答を記載した。

に回答の上位を Table 12-8 にまとめた。

12-6-1. 日常場面における関わり

　日常場面では，A くんと同程度に保護者に働きかけると回答した教員も多かった。提示した事例には保護者という言葉がはいっていないにもかかわらず同程度の割合を占めたということは，チックが気になった際には，児童・生徒の様子について保護者に確認しようと考える教員は現実場面でも一定数以上存在することを示唆しているだろう。

　チックを有する児童・生徒の中には，学校よりも家で症状がより強く出る者が多いと言われており（星加，2010），保護者は学校でのいじめや孤立を実際よりも心配することがあるという指摘も存在する（Gilbert, 2006）。研究5の質的研究の結果では，トゥレット症候群を有する子を持つ母親は，生物学的な要因による病気だと捉えることで自責感が減り，チックを受け止めやすくなるが，そのことを外部では理解されにくく，社会の理解の低さを感じるということが示唆されている。本研究の結果では日常場面では「Aくんの様子を聞く」という回答が多く，ストレスをはじめとしたチックの増減と関係する要因を教員側が知ろうと努めていると考えられる。その際に，保護者側が教員に責められると感じてしまうと，連携が難しくなる可能性があるだろう。そのため，教員が保護者のこうした心理状況の可能性も念頭に置いて，保護者と円滑に協働できるように，「心理的な要因によってチックが生じるわけではないが，ストレスや環境変化は変動の誘因となりうる」という知識を共有しながら援助専門職が両者と関わることで，保護者が自らを責められていると感じてしまったり，教員が児童・生徒のことを思い原因理解に努めようとする想いを損なったりすることなく，協働を促すことができると考える。

12-6-2. 対応必要場面における関わり

　では，対応必要場面では，どのような工夫がなされるようになるのだろうか。本研究の結果では，たとえ対応必要場面であっても，児童・生徒との間でチックについて話題にだす必要がない内容の回答をした教員がおおよそ6割を占めた。この結果からは，児童・生徒本人に対してチックを指摘したり意識させることは望ましくないという知識が，学校現場である程度浸透していると推察される。本研究を通して，「不必要にチックについて触れずに，関係するストレス因を検討する」という関わりが学校の中で広く共有されていると考えられた。

　その一方で，対応必要場面のほうが日常場面よりもチックについて話題に出すようなかかわりをするという回答の割合が増えていた。その具体的な回答内容に着目すると，チックについて話題に出す回答をする者の多くが，そうした対応をする前に本人の意思を確認したり，了承を得るという配慮の必要性について言及していた。こうした回答が出てきた背景には，チックの半随意性について，一定数の教員が知っていたため，チックが出ることを自覚している者の存在を理解していた結果だと考えることができるだろう。チックが出ること自体は本人の意思によるものではないため，周囲に合わせるために抑制することによる集中困難や疲労（Caroll & Robertson, 2000, 高木訳, 2007），ネガティブな自己認識の形成（Khalifa, Dalan, & Rydell, 2010）が生じうると言われている。そのため，チックは本人が気づいていないことも多いが，周囲からの目を気にしている者の存在も想定される。本研究では研究対象者を特別支援教育に携わる教員としたため，そうした個々人のチックに対しての捉え方の差異にまで配慮をしたものが多く，その結果，対応必要場面では，本人の意思を確認したうえで，より積極的な関わりをしようと考える教員が一定数いたと考えられた。

12-6-3. 研究 7 の限界

　本研究の限界として以下のことがあげられる。第一に，調査対象者の偏りである。本研究では調査対象者がチックやトゥレット症候群についての調査に協力的な教員であった。加えて，調査対象とした人数も少なかった。そのため，本研究の結果を一般化したり，通常学級での支援に拡張したりできるかどうかについてはさらなる検討が必要だと考えられる。

　第二に，年齢や発達の問題は児童・生徒の関わりについて考える際に重要であるにも関わらず，本研究では事例の年齢を特に指定しなかった。今後は，小学校低学年，小学校高学年，中学校，それぞれの対応の傾向の差異も検討していく必要がある。

　第三に，事例の提示という方法である。本研究ではチックによって困難を抱く児童・生徒への対応に焦点を絞るため，事例の提示という方法を選択した。しかし，チックが重症な児童・生徒では，しばしば強迫性障害やADHDのような併発症のほうが社会生活への影響が大きいという指摘も存在する。本研究で得られた知見は併発症状が少なく，主にチックで困難を抱く児童・生徒に限定された知見だと考えられる。

第5部
総合考察

第13章 総合考察

13-1. チック障害への支援モデルの提示

　まず，第4部で得られた知見についてまとめ，第3部，第4部の知見を総合して，チック障害を有する子どもへの包括的な支援モデルを提示したい。
　研究5（第10章）では，トゥレット症候群の子どもを持つ母親5名にインタビュー調査を行い，チックが保護者に与える心理的負荷や保護者の心理過程を質的研究により明らかにした。その結果，トゥレット症候群の子どもを持つ母親の心理過程として，【違和感を抱く】【症状に戸惑う】【症状と向き合う】【見守る】という4つの時期の存在が明らかになった。他の疾患を有する親の心理過程と比較して，違和感を抱く時期の存在と症状の急激な変化を体験していることから，発達障害の親の心理過程と身体疾患に罹患した子どもの親の心理過程の双方の特徴を有している可能性が示唆された。加えて，〈"障害"の不安定さからくる戸惑い〉が慢性的に続いていることが示唆された。
　研究6（第11章）では，研究5で示した保護者の心理過程が，保護者の精神的健康にどのように影響しているのか，また本人とどのような心理的相互作用がみられるのかを質問紙調査によって検討した。その結果，保護者の精神的健康には年齢，運動チックの重症度，社会からの孤立感，子どものADHD傾向が関係していることが示された。ステップワイズ法にもとづいた重回帰分析の結果から，年齢と社会からの孤立感が予測する変数として残ったため，保護者にとっての「チックやトゥレット症候群を社会から理解されない」という感覚を軽減していくことが重要だと考えられた。また，本

人と保護者の相互作用に着目すると，本人のチックへの対処満足度と保護者のチックに対する動揺・社会からの孤立感が，子どものチックへの主観的な捉え方には保護者の社会からの孤立感が，それぞれ中程度の相関を示していた。以上から，チックに対する捉え方の中でも，保護者の社会からの孤立感を軽減することが特に必要だと考えられた。

　研究7（第12章）では，教員を対象に調査研究を行った。はじめに，チックやトゥレット症候群がどの程度認知され，どのように認識されているのか，またどういった情報が求められているかを明らかにするために，通級指導教室教員，特別支援学級教員，通常学級教員を対象に予備的な実態調査を行った。その結果，学校現場ではチックについての理解は広くなされているが，トゥレット症候群という言葉を知っていると回答した教員の割合は通常学級では2割を下回ることが示された。また，トゥレット症候群について知っていると回答した者の割合が高かった通級指導教室の教員でも，対応方法について知りたいと回答する者の割合が高いことが示された。以上から，チックという症状は身近であるが，その重症例であるトゥレット症候群についての知識の啓発が求められると考えられた。予備調査を通して，対応方法について知りたいというニーズが明らかとなったため，特別支援教育に携わる教員を対象とした対応に焦点を当てた調査研究を本調査として実施した。音声チックを呈する児童を対象とした場面提示法で対応について調査した結果，チックについては触れないという対応が広く浸透していること，対応が必要な場面ではまずは保護者に相談する教員が多いこと，本人の意思を尊重しながら対応する教員の多さが示された。この結果から，保護者と教員の連携の重要性が改めて示されただけでなく，教員のチックやトゥレット症候群の認識が明らかとなったため，それぞれの心理状況を考慮した連携を促進する役割を援助専門職が担う必要性が示された。

　以上，第3部，第4部の結果から，求められる心理的支援について図示するとFigure 13-1のように理解することができるだろう。

第13章 総合考察

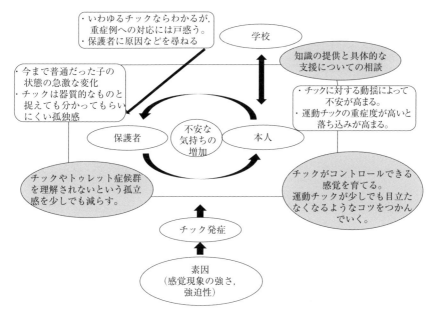

Figure 13-1. チックと周囲の相互作用と求められる支援

　この支援モデルについて簡単に概説する。まず，チックは器質的な素因が想定されており，DSM-5でも神経発達障害に含まれる。その症状の発現そのものは直接的な誘因がなくとも生じうるものだとも示唆されている (Horesh, Zimmerman, Steinberg, Yagan, & Apter, 2008)。本研究では，チックの生物学的理解において重要な感覚現象の存在に加え，強迫症状の強さが，二次的な心理的問題（不安やうつ）へ大きく影響することが示唆された。そのため，二次障害としての強迫症状だけではなく，素因の一つとして強迫性というものを想定した支援が求められると考えられた。

　加えて，研究4の結果から，チックが発症した際に，本人の二次障害を防ぐにはチックに対する動揺が少しでも軽減できるような適切な心理教育や，運動チックが少しでも目立たなくできるような行動療法に基づいた支援が重要だと考えられた。研究3から，行動療法による援助はチックに対する主観

的な苦痛も軽減することが明らかとなっており，今後の普及が求められる。
また，本研究では，家族と学校も調査の対象とした。保護者の心理過程についての2つの研究結果から，チック障害の中でもトゥレット症候群の子どもを持つ母親は，急激な子どもの様子の変化への戸惑いや，周囲になかなか理解してもらえない孤立感を抱きやすい。こうした孤立感は本人のチックに対する捉え方や対処満足度と関連することが示唆されたため，援助者はまず，保護者の社会からの孤立感を軽減できるように関わる必要性が示された。また，教員を対象とした調査の結果からは，チックは良く知っているがトゥレット症候群となると理解が難しいため，どの程度配慮をし，どの程度支援が必要か掴みにくいことが想定された。加えて，音声チックのように集団への対応が求められる症状が出現した際には，保護者と連携を取るという回答が多いことも示された。保護者自身がチックによる動揺や孤立感をいだいている可能性を加味すると，教員に対してもスクール・カウンセラーを始めとした心理士や児童精神科医などの専門家による適切な知識の提供が必要だろう。たとえば，School Nurse に向けたトゥレット症候群についての情報を論じている Golder (2010) の論考では，チックの種類，併発症，有病率，アセスメント，治療などの項目について概説され，支援として，トゥレット症候群を持つ子どもはしばしばチックを我慢したりすることで集中をそがれることがあるため，テスト等を静かな環境で受けられるように別室を認めたり，本人の自尊感情を高める関わりや，病気について理解していることを示すことが重要だと指摘している。こうした情報を学校関係者に提供できる存在がいることで，保護者や本人の不安や孤立感が軽減されることにつながることが，二次障害を防ぐ上で重要だと考える。

13-2. 本研究で得られた知見と臨床的意義

　本研究全体の目的は，強迫スペクトラム障害の中でも，児童・思春期にお

いて特に重要な意味を持つ，自我違和感が低く，衝動性を伴う Motoric OCSD への支援の発展に寄与する知見を提示することであった。そのために，強迫性障害とチック障害という強迫スペクトラム障害に位置づけられる2疾患を対象に，実践研究と実証研究を実施してきた。本研究で得られた知見について，①我が国の強迫スペクトラム障害への支援への示唆，②発達特性としての強迫性の理解，③環境に対してのアプローチの重要性という3つの視点から考察をしていく。

13-2-1. 我が国の強迫スペクトラム障害への支援への示唆

第2部では児童・思春期の強迫性障害を対象として，第3部ではトゥレット症候群を中心としたチック障害を対象とした認知行動療法の実践研究を行った。両疾患ともに，児童精神科領域では頻繁にみられる障害であり，エビデンスが蓄積された技法が諸外国で提唱されながらも，実際の臨床場面ではその普及が十分になされていない障害である。

第2部の児童・思春期強迫性障害を対象とした2つの研究からは，児童・思春期の強迫性障害に対する認知行動療法に基づいた支援は，一定のトレーニングを積んだ心理士であれば実践可能であることを量的に示すことができた。その際に，ERP を主軸としながらも，丁寧なケース・フォーミュレーションに基づいた支援方針をたて，統合的に介入していくことで，多様な属性を持つ対象への介入で効果が得られることが示された。加えて，発達障害などの他の障害に併発する強迫症状に注目する必要性が示唆された。本書の意義の1つとして，我が国での普及と発展が求められていた児童・思春期強迫性障害に対する認知行動療法の有効性を示すことができたこと，さらにその際には ERP は有効な技法の1つでしかなく，ケース・フォーミュレーションをたてて，それぞれの症状の種類に応じた介入を選択していくことが重要であることを示したことがあげられるだろう。児童・思春期の強迫性障害は，成人の強迫性障害と類似した症状の特徴を有しているが，子どもは未

だ精神発達段階の途中にあることが大きな違いである（小平，2012）。そのため，必然的に包括的な支援が必要となり，家族との関係性や本人の認知発達，学校での友人関係などを評価する必要性が多くの臨床家により指摘されてきた。本研究を通して，そうした臨床の知を一定程度実証的に支持することができたことは重要だといえるだろう。

　また，本書全体の大きな目的は，衝動制御の問題を伴う強迫スペクトラム障害への支援の発展を目指すことであった。第3部，第4部の研究を通して，Motoric OCSDの1つであるトゥレット症候群を中心としたチック障害に対する支援を包括的に捉えることができた。Figure 13-1に示した支援モデルは，①素因の一つとして強迫性を組み込み，それへの心理的支援について検討したこと，②本人，家族，学校の3者を対象に研究を実施したことで，より包括的な視点を提供できたこと，の2点で意義があると考えられる。

　他の精神障害に併発する強迫症状への支援の検討は十分に蓄積されておらず，特に発達障害に併発するような強迫症状・強迫傾向への支援の発展が必要であることは第2部を通して示された。第3部では，強迫症状が，チック障害を持つ子どもの抑うつや不安と深く関係していることを示すとともに，汚言症のような衝動性を表す症状であっても，強迫症状と密接に関係していることを指摘した。研究3で提示した事例では，強迫観念が先行している汚言症と，感覚かもしくは先行するものがない汚言症があることが示唆されており，それぞれの症状のミクロな機能分析を行わなければ援助の方針をたてることは難しかった。衝動の制御を中心とするハビット・リバーサルだけではなく，強迫性障害への支援に代表されるような行動活性化やERPの考えを導入したことで，症状に対する意味づけの変化につながったことは，症状自体に伴う苦痛や自我違和感が低い感覚や衝動を動因とする強迫スペクトラム障害への援助のバラエティを増やしたという意味で，意義があると考えられる。特に，チック障害の子どもの場合，薬物療法の選択肢に限りがあり，また副作用も生じやすい。認知行動療法を中心とした，心理学的支援の発展

は，一日一日が発達していく上で重要な時間である子どもにとって，治療や支援の選択肢を増やすためにも重要である。本書ではハビット・リバーサルの有効性は部分的にしか示すことができなかったが，その効果が十分に得られなかった際に，背景に強迫症状が絡んでいないか，再度機能分析を行うことで強迫性障害への介入技法の応用も可能になることを示すことができたことは，子どもへの支援という観点で考えると，意義が大きいだろう。

また，チック障害への支援モデルを示すことができたことは，今まで生物学的な視点からの研究が中心であったチック障害をより包括的に捉えることができたという点で意義があると考えられる。特に第4部で示したように，親の社会的な孤立感が本人の動揺やチックに対する対処の満足感に影響することを示したことは，親支援の重要性やその際に気をつけるべきことを量的・質的両側面から示すことができたという点で意義があるといえるだろう。強迫スペクトラム障害に位置づけられる障害の中でも，抜毛症，皮膚むしり症，ためこみ障害などは，研究そのものが少なく，児童・思春期における支援について検討した文献も少ない。本研究で示したモデルは，チック障害への支援そのものの発展だけではなく，他の強迫スペクトラム障害，特にMotoric OCSDへの支援を検討する際に参照する枠組みにもなりうると考えられる。

13-2-2. 発達特性としての強迫性

強迫性障害が"治せる疾患"（大隈，2009）といわれる時代となり，以前の難治だといわれていた時代からは薬物療法も行動療法も飛躍的な進歩を遂げてきた。しかし，それでもなお難治とされる一群が存在している。では，"強迫性障害は治る"という時に，どのような状態を示しているのだろうか。また，どのようにそうした家族や患者に，援助職はかかわっていく必要があるのだろうか。

本研究において，研究1ではERPの有効性が示されたが，介入後もCY-

BOCS得点の平均値は14.5点であった。この点数から，介入後は軽度から中程度の強迫症状が残存しているが困ることが減った，という対象が多かったと考えられる。研究2の結果からも，医療機関を受診しない程度の軽度の強迫症状を有しながら生活している者が一定以上いると示唆された。以上の結果から，強迫症状は一定程度残存しながらも，むしろ受け入れ付き合っていく傾向の一つと考えることができる。小平（2007）においても，強迫症状の受け入れを一つの重要な治療要因と捉え，対処方法の獲得だけではなく，強迫のある自分を受け入れていくことも大事だと指摘している。こうした理解は，症状自体に伴う苦痛感や違和感が低い事例において特に重要だと考えられる。強迫スペクトラム障害の1つであるチック障害を対象とした研究3の結果でも，チック症状の改善がみられなかった事例であっても，チックに対する捉え方の変化を促すことはできた。チック障害はDSM-5から正式に神経発達障害に分類され，発達障害としての位置付けが確認されたが，強迫性障害の位置づけは発達障害に近いと考えるものと，不安障害に近いと考えるものとまだ議論が分かれている。少なくとも本研究の結果からは，発達障害を特徴づける発達特性である「対人コミュニケーション能力」や「注意力」と同様に，強迫性という一つの発達特性が存在すると想定して様々な発達障害への支援をしていくことは有用だと考えられた。

　以上のように考えることには2つのメリットがある。第一に，強迫症状を完璧に直すことに強迫的になる患児に対して，明確にどう受け入れていくべきか，どう活用していくべきかが重要だと伝えることができることである。多くの発達障害の子どもへの支援の際に，「できないところは補い，できることを伸ばしていく」ことの重要性が示唆されるが，同様に，早期から強迫症状を有しているような対象の場合には，そうした強迫症状を呈しやすい傾向をうまく活用することができると伝えていくことで，治療に専念するだけではなく生活面を先に充実させるという選択肢を提供することができる。子どもにとっての1年間の価値の大きさを考えると，援助者や親のような大人

側が強迫症状にとらわれすぎないことも重要であろう。強迫症状に伴う苦痛は確かに存在するものの，子どもにとっては強迫症状自体の苦痛よりも，症状によって親に理解されなかったり，親との関係が悪化することのほうが苦痛であることも多い。研究3で取り上げた事例では，家族の変化が本人の生活の改善につながり，強迫症状は軽度に残存していたが充実した高校生活を送ることができていた。このように，強迫性を一種の発達特性として理解することは，生活支援の視点を援助者が持つためにも重要だと考えられる（山上の言葉をかりるなら，「生活の中での症状を捉える（山上・下山，2010，p.137）」）。子どもの強迫が正常の強迫と連続性を持つ概念であることは長らく指摘されていたことでもあるが，その意味について本研究を通して捉えなおすことができたと言えるだろう。

　第二のメリットとして，予防の発想を強迫性障害の臨床に取り入れることにつながることがあげられる。本研究で取り上げたトゥレット症候群は，チック症状のピークのおおよそ2，3年後に強迫症状が前景にでることが指摘されてきた（Leckman, 2002）。このように，もともと強迫症状を呈する可能性がある子どもに対してどのように予防的に支援をするべきか，十分な議論がなされてきたとはいえないだろう。渡部・黒江（2012）は，強迫性障害への親和性や脆弱性を持った子どもが，変化が多い前思春期に何らかのストレスに出会うと，不安や不全感を解消するために強迫が作動しはじめるようになる可能性を指摘している。強迫性を一種の素因の一つとして意識していることは，強迫症状の悪化の兆候に早期に気づくこと，そうした症状へ対処する方法があるということを，症状発現の前から本人と親に伝えることができ，早期の専門機関への受診を促すことにつながるという意味でも重要だと考えられる。こうした議論は十分になされておらず，また本研究でも十分に検討がなされていないため，今後の議論が求められるだろう。

13-2-3. 『社会』へのアプローチの重要性

　最後に,本研究を通して,社会との相互作用の中で症状理解をし,支援していくことが強迫スペクトラム障害において重要であることが示唆されたため,その点について考察していく。

　第1部で述べたとおり,子どもの臨床においては,本人の器質的な要因だけではなく,本人の心理発達段階や周囲との相互作用を含めて理解し,包括的にアプローチをしていく必要がある。神経生物学的な素因が想定されている強迫性障害やチック障害であるからこそ,今後心理―社会的な側面の研究が求められている。本書では,まず,強迫性障害においては家族調整や家族への積極的な介入の必要性が,チック障害においては個人への介入だけではなく本人の捉え方や周囲との症状の関係への介入の重要性が近年唱えられるように変化してきたことを,第4章,第7章で文献のレビューを通して述べてきた。こうした文献検討を通して得られた示唆に加えて,特にチック障害を対象とした介入研究を通して,周囲との相互作用が本人の心理状態に及ぼす影響が重要である,という仮説を立ててきた。さらに,研究4を通して,周囲との相互作用の中で本人がどのように症状を捉えるのかを理解する必要性を,第4部全体を通して,最も身近な環境である家族と学校がどのようにその症状を捉え,そして本人にどのように影響をしているのかを明らかにすることができた。

　チック障害に対する心理社会的な援助の発展が停滞した理由は,その治療の歴史が背景にある。Chang, Piacentini, & Walkup (2007) によれば,かつてチックは精神分析に基づいた理解がなされ,有効な治療がなされないまま患者個人の内的葛藤が症状の原因だと指摘されてきた。そのため,1960年代に薬物療法の有効性が示されたことは,チックを有する人の症状に対する責任意識を軽減することにつながり,神経生物学的なパラダイムが主流となった。そのため,行動療法も発展しにくくなってしまった。また,我が国にお

いても，一部の小児科医や古い医学書では，母子関係のゆがみや過干渉な養育態度が原因で子どもがチックになるという説明がなされることもあり，母親にとって外傷体験となることもあると指摘されている（星加，2008）。暫定的チック障害のように一過性で自然経過の中で改善する者が9割を占めるため，保護者の不安が軽減する時期とチックの症状改善が偶然一致した事例も多かったことが予想されるが，こうした考えが，慢性チック障害を有する子どもの保護者がいつまでも自分を責め続ける結果につながったと考えられる。こうした歴史から，チック障害は器質因が強調される傾向が強まっていたと考えられる。

　しかし，器質的な要因を有し，症状の変動を繰り返す障害を持つ子どもに対してこそ，心理学的側面への援助や，どのように周囲が接していくべきかを議論することはやはり重要だと考えられる。近年になり，Woods et al. (2008) で示したような生物心理社会モデルに基づいた統合的な症状理解が進んできたが，あくまで保護者や学校は援助への協力者としての位置づけであった。本研究のように当事者の「心情」に注目をして，本人を取り巻く周囲への支援を検討した研究は，筆者の探した範囲ではみられない。強迫性障害もチック障害も，素因が想定されるため，その症状の除去に焦点を当てた医学的な研究が多い。しかし，その経過が慢性化することも珍しくはないため，症状自体が周囲にどのような影響を及ぼしやすいのか，それに周囲がどう反応しているのか，そしてそう反応してしまうのはなぜなのか，理解していくことが今後ますます求められると考えられる。本研究は，前述した歴史から，なかなか統合的なモデルが発展しにくかったチック障害を対象として，生物―心理―社会の3側面を検討し，支援モデルを提示した研究として意義があると考えられる。

13-3. 本研究の臨床心理学的意義

　本研究の臨床心理学的意義は2つある。第一に，児童・思春期の強迫スペクトラム障害に対する，支援の選択肢・バラエティを広げることに寄与したことである。本研究で取り上げた，強迫性障害とチック障害はそれぞれに支援のガイドラインが一定程度示されており（それぞれ第4章と第7章で示した），援助の第一選択が薬物療法・行動療法ともに異なるために鑑別の必要性がしばしば唱えられる障害でもあった。しかし，実際の臨床場面では，明確に鑑別することが難しいことも同時に指摘されてきた。本研究で示した知見は，この2疾患それぞれへの支援の際に必要な工夫を取り上げたことで，結果的に双方の援助の発展に寄与する枠組みを示すことができたことに大きな臨床心理学的意義があると言えるだろう。たとえば，強迫性障害に対しても，チック障害に対しても家族を含めたケース・フォーミュレーションの必要性や，家族療法の枠組みの応用の可能性，特有の心理過程の存在の指摘をしてきた。こういった枠組みがあることで，認知行動療法を本人に実施することが困難な，スクールカウンセリングの枠組みや，教育相談室などでも，親支援という形で子どもの症状軽減に寄与する関わりができるようになるだろう。また，チックに近い衝動制御の問題がみられ，自我違和感が低い強迫症状に対しても，ハビット・リバーサルの手続きに，その症状の背景にある不安や強迫観念に対する行動活性化の技法を組み入れることで介入することができるかもしれない。また，強迫傾向が目立つ子どもに対して，予防的に，失敗しても平気なことや，恐怖感は回避すると大きくなるけれど乗り越えれば平気なことなどを心理教育する取り組みも可能になるだろう。このように，器質的な問題を基盤として有し，医療の領域で取り上げられることが多かった強迫スペクトラム障害の問題に対して，臨床心理学的に様々な支援ができることを提示できたことは本研究の大きな意義だと考える。

第13章 総合考察　　　　　　　　　　　　　　　213

　第二に，方法論的な意義があると考えられる。本研究は実践研究を主軸として，実践研究（研究1，3）量的研究（研究2，4，6，7），質的研究（研究5），事例研究（研究3）というさまざまな方法論に基づいて強迫性障害とチック障害について検討してきた。下山（2004）は，臨床心理学の核となるのは実践活動であること，そしてその実践活動は仮説の生成と修正を循環的に繰り返していく活動であることを指摘し，そうしたプロセスは「実践を通しての研究」に含まれると指摘している。そのため，臨床心理学の研究は事例研究やプロセス研究，質的研究などによる「実践を通しての研究」と，アナログ研究を含めた調査研究や実験研究，一事例研究や効果検証のための研究などの「実践に関する研究」によって構成されると述べている。また，昨今中心となってきているエビデンス・ベースド・アプローチに基づいた研究は，実践との乖離が問題点としてあげられてきた（杉浦，2004；岩壁，2004）。本書は，「エビデンスを作る」という視点からみれば，研究デザインの厳密性において限界が目立つだろう。しかし，「エビデンスを活用し，発展させる」という，研究と実践をつなぐ（Goldfried, Newman, & Castonguay, 2014）発想に基づいた研究だと位置づけることができるのではないか。こうした実践を通しての研究と実践に関する研究の循環の促進は我が国の臨床心理学において求められている試みだといえ，本研究全体の枠組みは新しい研究の発展の形として位置づけることができるだろう。

13-4. 本研究の限界と今後の展望

　本研究の限界として，サンプル数の少なさがあげられる。本研究では我が国ではまだ知見の蓄積が不十分な児童・思春期の強迫性障害と有病率の少なさが先行研究からも指摘されているトゥレット症候群を対象としてきたため，いずれの研究も特定の地域で行われた少人数での検討であった。そのため，本研究の結果の一般化可能性には注意が必要である。今後はより多くの対象

者，複数の地域や施設での共同研究が求められる。

　次に，縦断データが不十分であることがあげられる。本研究では，ある一時点での横断的調査研究か，回顧式の面接調査を行った。児童・思春期の患者を対象とした支援に向けての示唆を提示している以上，長期予後への影響を調査する必要があるだろう。今後は，前向きの調査研究によって，本研究で示された示唆が支持されるかを検討する必要がある。

　最後に，他の発達障害，強迫スペクトラム障害を対象として，衝動制御と強迫性というものの理解を深める必要がある。本研究は強迫性障害とチック障害という2つの疾患を対象として，児童・思春期の強迫スペクトラム障害の理解を進めてきた。しかし，強迫スペクトラム障害として挙げられてきた他の疾患との関係の検討も行うことで，次元的に強迫という現象を更にとらえやすくなると考えられる。今後も，多くの疾患や健常者にみられる強迫という事象を包括して，その理解を深めていくことが重要だろう。

引用文献

Abramowitz, J., Whiteside, S., & Deacon, B. (2005). The effectiveness of treatment for pediatric obsessive-compulsive disorder: A meta-analysis. *Behavior Therapy*, **36**, 55-63.

赤木稔・伊藤雅彦 (1982). 小児チック症の EMG バイオフィードバック療法. バイオフィードバック研究, **9**, 32-35.

Allen, A. J., Kurlan, R. M., Gilbert, D. L., Coffey, B. J., Linder, S. L., Lewis, D. W., ... Spencer, T. J. (2005). Atomoxetine treatment in children and adolescents with ADHD and comorbid tic disorders. *Neurology*, **65**(12), 1941-1949.

American Psychiatric Association (2013). Desk Reference to the Diagnostic Criteria from DSM-5. American Psychiatric Association. (高橋三郎・大野裕 (監訳) 染谷俊幸・神庭重信・尾崎紀夫・三村將・村井俊哉 (訳) (2014). DSM-5 精神疾患の分類と診断の手引. 医学書院.)

新井慎一・市川宏伸・江尻真樹・渡部洋実 (2006). 児童青年期の強迫性障害の入院治療. 児童青年精神医学とその近接領域, **47**, 120-126.

荒木光・中井康人 (1990). 罹病期間20年の1'トレット'症候群に対する行動療法. 行動療法研究, **16**, 27-36.

荒木隆次・大隈紘子 (1985). ハビット・リバーサル法が著効を示した2症例 多発性チックと肩甲骨轢音症について. 行動療法研究, **11**, 51-56.

有澤直人 (2009). 2004年, トゥレット症候群に関するアンケート集計 (私信).

Azrin, N. H., & Nunn, R. G. (1973). Habit reversal: A method of eliminating nervous habits and tics. *Behaviour Research and Therapy*, **11**, 619-628.

Baer, L. (1991). Getting Control-Overcoming your obsessions and compulsions. (越野好文・五十嵐透子・中谷英夫 (訳) (2000). 強迫性障害からの脱出. 晶文社.)

Banaschewski, T., Woerner, W., & Rothenberger, A. (2003). Premonitory sensory phenomena and suppressibility of tics in Tourette syndrome: Developmental aspects in children and adolescents. *Developmental Medicine & Child Neurology*, **45**, 700-703.

Barrett, P. M., Farrell, L., Pina, A. A, Peris, T. S., & Piacentini, J. (2008). Evidence-based psychosocial treatments for child and adolescent obsessive-compulsive disorder. *Journal of Clinical Child and Adolescent Psychology*, 37(1), 131-155.

Barrett, P., Healy-Farrell, L., & March, J. S. (2004). Cognitive-behavioral family treatment of childhood obsessive-compulsive disorder: a controlled trial. *Journal of the American Academy of Child and Adolescent Psychiatry*, 43(1), 46-62.

Bartz, J. A., & Hollander, E. (2006). Is obsessive-compulsive disorder an anxiety disorder? *Progress in Neuro-Psychopharmacology & Biological Psychiatry*, 30(3), 338-352.

Bate, K. S., Malouff, J. M., Thorsteinsson, E. T., & Bhullar, N. (2011). The efficacy of habit reversal therapy for tics, habit disorders, and stuttering: A meta-analytic review. *Clinical Psychology Review*, 31, 865-871.

Belloch, A., Del Valle, G., Morillo, C., Carrió, C., & Cabedo, E. (2009). To seek advice or not to seek advice about the problem: the help-seeking dilemma for obsessive-compulsive disorder. *Social Psychiatry and Psychiatric Epidemiology*, 44(4), 257-264.

Berg, C., Rapoport, J., & Flament, M. (1986). The Leyton Obsessional Inventory-Child Version. *Journal of the American Academy of Child Psychiatry*, 25(1), 84-91.

Bloch, M. H., Craiglow, B. G., Landeros-Weisenberger, A., Dombrowski, P. A., Panza, K. E., Peterson, B. S., & Leckman, J. F. (2009). Predictors of early adult outcomes in pediatric-onset obsessive-compulsive disorder. *Pediatrics*, 124(4), 1085-1093.

Bloch, M. H., Landeros-Weisenberger, A., Kelmendi, B., Coric, V., Bracken, M. B., & Leckman, J. F. (2006). A systematic review: antipsychotic augmentation with treatment refractory obsessive-compulsive disorder. *Molecular Psychiatry*, 11(7), 622-632.

Bloch, M., Landeros-Weisenberger, A., Rosario-Campos, M. C., Pittenger, C., & Leckman, J. F. (2008). Meta-analysis of the symptom structure of obsessive-compulsive disorder. *American Journal of Psychiatry*, 165(12), 1532-1542.

Bloch, M. H., Peterson, B. S., Scahill, L., Otka, J., Katsovich, L., Zhang, H., & Leckman, J. F. (2006). Adulthood Outcome of Tic and Obsessive-Compulsive Symptom Severity in Children with Tourette Syndrome. *Archives of Pediatrics & Adolescent Medicine*, 160(1), 65-69.

Boersma, K., Hengst, S. D., Dekker, J., & Emmelkamp, P. M. (1976). Exposure and response prevention in the natural environment: a comparison with obsessive-compulsive patients. *Behaviour Research and Therapy*, 14(1), 19-24.

Boudjouk, P. J., Woods, D. W., Miltenberger, R. G., & Long, E. S. (2000). Negative peer evaluation in adolescents: Effects of tic disorders and trichotillomania. *Child & Family Behavior Therapy*, 22, 17-28.

Carr, J. E., & Chong, I. M. (2005). Habit reversal treatment of tic disorders: a methodological critique of the literature. *Behavior Modification*, 29(6), 858-875.

Cardona, F., Romano, A., Bollea, L., & Chiarotti, F. (2004). Psychopathological problems in children affected by tic disorders : Study on a large Italian population. *European Child & Adolescent Psychiatry*, 13(3), 166-171.

Carroll, A., Robertson, M. M. (2000). *Tourette Syndrome: A Practical Guide for Teachers*. NewYork, David Fulton Publishers. (高木道人（訳）(2007). トゥレット症候群の子供の理解とケア 教師と親のためのガイド, 明石書店.)

Cath, D. C., Hedderly, T., Ludolph, A. G., Stern, J. S., Murphy, T., Hartmann, A., Czernecki, V., Robertson, M. M., Martino, D, Munchau, A., Rizzo, R., & the ESSTS Guidelines Group (2011). European clinical guidelines for Tourette syndrome and other tic disorders. Part I: assessment. *European Child and Adolescent Psychiatry*, 20, 155-171.

Cavanna, A. E., Schrag, A., Morley, D., Orth, M., Robertson, M. M., Joyce, E.,Critchley, H. D., & Selai, C. (2008). The Gilles de la Tourette syndrome-quality of life scale (GTS-QOL) : development and validation. *Neurology*, 71(18), 1410-1416.

Cavanna, A., & Servo, S. (2009). The behavioral spectrum of Gilles de la Tourette syndrome. *The Journal of Neuropsychiatry and Clinical Neurosciences*, 21, 13-23.

Chabane, N., Delorme, R., Millet, B., Mouren, M.-C., Leboyer, M., & Pauls, D. (2005). Early-onset obsessive-compulsive disorder: a subgroup with a specific clinical and familial pattern? *Journal of Child Psychology and Psychiatry, and Allied Disciplines*, 46(8), 881-887.

Chang, S. W., Piacentini, J., & Walkup, J. T. (2007). Behavioral Treatment of Tourette Syndrome: Past, Present, and Future. *Clinical Psychology: Science and Practice*, 14(3), 268-273.

Clark, D. A. (2004). Cognitive-Behavioral Therapy for OCD. New York, Guilford

Press.

Clomipramine Collaborative Study Group (1991). Clomipramine in the treatment of patients with obsessive-compulsive disorder. *Archieves of General Psychiatry*, 48(8), 730-738.

Cohen, E., Sade, M., Benarroch, F., Pollak, Y., & Gross-Tsur, V. (2008). Locus of control, perceived parenting style, and symptoms of anxiety and depression in children with Tourette's syndrome. *European Child & Adolescent Psychiatry*, 17(5), 299-305.

Conelea, C. A., Woods, D. W., Zinner, S. H., Budman, C., Murphy, T., Scahill, L. D., Compton, S. N., & Walkup, J. (2011). Exploring the Impact of Chronic Tic Disorders on Youth: Results from the Tourette Syndrome Impact Survey. *Child Psychiatry and Human Development*, 42(2), 219-242.

Cook, C. R., & Blacher, J. (2007). Evidence-Based Psychosocial Treatments for Tic Disorders. *Clinical Psychology: Science and Practice*, 14(3), 252-267.

Cooper, J. (1970). The Leyton obsessional inventory. *Psychological Medicine*, 1(1), 48-64.

Cooper, C., Robertson, M. M., & Livingston, G. (2003). Psychological morbidity and caregiver burden in parents of children with Tourette's disorder and psychiatric comorbidity. *Journal of the American Academy of Child and Adolescent Psychiatry*, 42(11), 1370-1375.

Deckersbach, T., Rauch, S., Buhlmann, U., & Wilhelm, S. (2006). Habit reversal versus supportive psychotherapy in Tourette's disorder: a randomized controlled trial and predictors of treatment response. *Behaviour Research and Therapy*, 44(8), 1079-1090.

Dell'Osso, B., Benatti, B., Buoli, M., Altamura, A C., Marazziti, D., Hollander, E., Fineberg, N., Stein, D. J., Pallanti, S., Nicolini, H., Karamustafalioglu, O., Hranov, L., Menchon, J. M., & Zohar, J. (2013). The influence of age at onset and duration of illness on long-term outcome in patients with obsessive-compulsive disorder: A report from the International College of Obsessive Compulsive Spectrum Disorders (ICOCS). *European Neuropsychopharmacology*, 23(8), 865-871.

Dell'Osso, B., Buoli, M., Hollander, E., & Altamura, A. C. (2010). Duration of untreated illness as a predictor of treatment response and remission in obsessive-compulsive disorder. *The World Journal of Biological Psychiatry: The Official Jour-

nal of the World Federation of Societies of Biological Psychiatry, **11**(1), 59-65.

傳田健三 (2006). 子どもの強迫性障害. 原田誠一 (編). 強迫性障害治療ハンドブック. 金剛出版. pp.267-278.

DuPaul, G. J., Power, T. J., Anastopoulos, A. D., & Reid, R. (1998). ADHD Rating Scale-Ⅳ: Checklists, Norms, and Clinical Interpretation, The Guilford Press, New York. (市川宏伸・田中康雄 (監修) 坂本律 (訳) (2008). 診断・対応のためのADHD評価スケール ADHD-RS (DSM準拠) チェックリスト 標準値とその臨床的解釈. 明石書店.)

Dutta, N., & Cavanna, A. (2013). The effectiveness of habit reversal therapy in the treatment of Tourette syndrome and other chronic tic disorders: a systematic review. *Functional Neurology*, **28**(1), 7-12.

Eddy, C. M., & Cavanna, A. E. (2013). 'It's a curse!': coprolalia in Tourette syndrome. *European Journal of Neurology: The Official Journal of the European Federation of Neurological Societies*, **20**(11), 1467-1470.

Eddy, K. T., Dutra, L., Bradley, R., & Westen, D. (2004). A multidimensional meta-analysis of psychotherapy and pharmacotherapy for obsessive-compulsive disorder. *Clinical Psychology Review*, **24**(8), 1011-1030.

Eddy, C., Rizzo, R., Gulisano, M., Agodi, A., Barchitta, M., Cali, P., Robertson, M. M., & Cavanna, A. (2011). Quality of life in young people with Tourette syndrome: a controlled study. *Journal of Neurology*, **258**(2), 291-301.

Eichstedt, J., & Arnold, S. (2001). Childhood-onset obsessive-compulsive disorder: a tic-related subtype of OCD? *Clinical Psychology Review*, **21**(1), 137-157.

Essau, C. A., Ishikawa, S., & Sasagawa, S. (2011). Early Learning Experience and Adolescent Anxiety: A Cross-Cultural Comparison Between Japan and England. *Journal of Child and Family Studies*, **20**(2), 196-204.

Farrell, L. J., Waters, A. M., & Zimmer-Gembeck (2012). Cognitive Biases and Obsessive-Compulsive Symptoms in Children: Examining the Role of Maternal Cognitive Bias and Child Age. *Behavior Therapy*, **43**, 593-605.

Fernández de la Cruz, L., Micali, N., Roberts, S., Turner, C., Nakatani, E., Heyman, I., & Mataix-Cols, D. (2013). Are the symptoms of obsessive-compulsive disorder temporally stable in children/adolescents? A prospective naturalistic study. *Psychiatry Research*, **209**(2), 196-201.

Ferrão, Y. A., Shavitt, R. G., Prado, H., Fontenelle, L. F., Malavazzi, D. M., de Mathis,

M. A., Hounie, A. G., Miguel, E. C., & do Rosário, M. C. (2012). Sensory phenomena associated with repetitive behaviors in obsessive-compulsive disorder: An exploratory study of 1001 patients. *Psychiatry Research*, 30(197), 253-258.

Flament, M. F., & Cohen, D. (2002). Child and adolescent obsessive- compulsive disorder: a review. Maj, M., Sartorius, N., Okasha, A., & Zohar, J. Obsessive compulsive disorder. John Wiley & Sons Ltd, 147-183.

Flament, M., Whitaker, A., Rapoport, J., Davies, M., Berg, C. Z., Kalikow, K.,Scheery, W., & Shaffer, D. (1988). Obsessive compulsive disorder in adolescence: an epidemiological study. *Journal of American Academy of Child and Adolescent*, 27(6), 764-771.

Foa, E. B., & Goldstein, A. (1978). Continuous exposure and complete response prevention in the treatment of obsessive-compulsive neurosis. *Behavior Therapy*, 9(5), 821-829.

Franklin, M. E., Best, S. H., Wilson, M. A., Loew, B., & Compton, S. N. (2011). Habit Reversal Training and Acceptance and Commitment Therapy for Tourette Syndrome: A Pilot Project. *Journal of Developmental and Physical Disabilities*, 23(1), 49-60.

Franklin M. E., Kozak M. J., Cashman L. A., Coles M. E., Rheingold A. A., & Foa E.B. (1998). Cognitive-behavioral treatment of pediatric obsessive-compulsive disorder: an open clinical trial. *Journal of the American Academy of Child and Adolescent Psychiatry*, 37(4), 412-419.

Franklin, M. E., Sapyta, J., Freeman, J. B., Khanna, M., Compton, S., Almirall, D., Moore, P., Choate-Summers, M., Garcia, A., Edson, A.L., Foa, E. B., & March, J. S. (2011). Cognitive behavior therapy augmentation of pharmacotherapy in pediatric obsessive-compulsive disorder: the Pediatric OCD Treatment Study II (POTS II) randomized controlled trial. *JAMA: The Journal of the American Medical Association*, 306(11), 1224-1232.

Freeman, C. P., Trimble, M. R., Deakin, J. F., Stokes, T. M., & Ashford, J. J. (1994). Fluvoxamine versus clomipramine in the treatment of obsessive compulsive disorder: a multicenter, randomized, double-blind, parallel group comparison. *Journal of Clinical Psychiatry*, 55(7), 301-305.

Freeman, J. B., Choate-Summers, M. L., Moore, P. S., Garcia, A. M., Sapyta, J. J., Leonard, H. L., & Franklin, M. E. (2007). Cognitive Behavioral Treatment for

Young Children With Obsessive-Compulsive Disorder. *Biological Psychiatry*, 61, 337-343.

Freeman, J. B., Garcia, A. M., Coyne, L., Ale, C., Przeworski, A., Himle, M., Compton, S., & Leonard, H. L. (2008). Early childhood OCD: preliminary findings from a family-based cognitive-behavioral approach. *Journal of the American Academy of Child and Adolescent Psychiatry*, 47(5), 593-602.

Freeman, R. D., Fast, D. K., Burd, L., Kerbeshian, J., Robertson, M. M., & Sandor, P. (2000). An international perspective on Tourette syndrome: selected findings from 3,500 individuals in 22 countries. *Developmental Medicine and Child Neurology*, 42(7), 436-447.

Freeman, R. D., Zinner, S. H., Müller-Vahl, K. R., Fast, D. K., Burd, L. J., Kano, Y., Rothenberger, A., Roessner, V., Kerbeshian, J., & Stein, J. (2009). Coprophenomena in Tourette syndrome. *Developmental Medicine and Child Neurology*, 51(3), 218-227.

Friedrich, S., Morgan, S. B., & Devine, C. (1996). Children's Attitudes and Behavioral Intentions Toward a Peer with Tourette Syndrome. *Journal of Pediatric Psychology*, 21, 307-319.

Friedman, S. (1980). Self-control in the treatment of Gilles de la Tourette's Syndrome: Case study with 18 months follow-up. *Journal of Consulting Clinical Psychology*, 48, 400-402.

Frydman, I., do Brasil, P. E., Torres, A. R., Shavitt, R. G., Ferrão, Y. A., Rosário, M. C., Miguel, E.C., & Fontenelle, L. F. (2013). Late-onset obsessive-compulsive disorder: Risk factors and correlates. *Journal of Psychiatric Research*, 49, 68-74.

深谷和子・今友里恵・富井麻美（2006）．チック症状のある小5女児と自分の中に未解決の課題をもっていた母親．東京成徳大学臨床心理学研究，**6**，23-40

Fullana, M. A., Mataix-Cols, D., Caspi, A., Harrington, H., Grisham, J.R., Moffitt, T.E., & Poulton, R. (2009). Obsessions and compulsions in the community: prevalence, interference, help-seeking, developmental stability, and co-occurring psychiatric conditions. *The American Journal of Psychiatry*, 166(3), 329-336.

福原綾子・三戸宏典・山西恭輔・向井馨一郎・柳澤嘉伸・中嶋章浩・前林憲誠・林田和久・山田恒・松永寿人（2013）．トゥレット障害を併存する強迫性障害の臨床像：第1報 併存による臨床像への影響に関する多角的検討．精神医学，**55**(11)，1063-1071.

Gava I., Barbui C., Aguglia E., Carlino D., Churchill R., De Vanna M., & McGuire H. (2007). Psychological treatments versus treatment as usual for obsessive compulsive disorder (OCD). *Cochrane Database of Systematic Reviews*, 2, CD005333.

Geller, D., Biederman, J., Faraone, S., Agranat, A., Cradock, K., Hagermoser, L., Kim,G., Frazier, J., & Coffey, B. (2001). Developmental aspects of obsessive compulsive disorder: findings in children, adolescents, and adults. *The Journal of Nervous and Mental Disease*, 189(7), 471-477.

Gilbert, D. (2006). Treatment of children and adolescents with tics and Tourette syndrome. *Journal of child neurology*, 21, 690-700.

Ginsburg, G. S., Kingery, J. N., Drake, K. L., & Grados, M. A. (2008). Predictors of Treatment Response in Pediatric Obsessive-Compulsive Disorder. *Journal of american academy of child and adolescent psychiatry*, 47(8), 868-878.

Goldberg, D. P., Hillier, V. F. (1979). A scaled version of the General Health Questionnaire. *Psychological Medicine*, 9, 139-145.

Golder, T. (2010). Tourette syndrome: information for school nurses. *The Journal of School Nursing: The Official Publication of the National Association of School Nurses*, 26(1), 11-17.

Goldfried, M., Newman, M., & Castonguay, L. (2014). On the dissemination of clinical experiences in using empirically supported treatments. *Behavior Therapy*, 45, 3-6.

Greene, D. J., & Schlaggar, B. L. (2012). Insights for treatment in Tourette syndrome from fMRI. *Trends in Cognitive Sciences*, 16, 15-16.

芳賀彰子・久保千春 (2006). 注意欠陥／多動性障害, 広汎性発達障害児をもつ母親の不安・うつに関する心身医学的検討. 心身医学, 46(1), 75-86.

原田誠一 (2014). 気分障害と不安障害の治療において. こころの科学, 178, 58-66.

原田誠一 (2006). 強迫性障害のデータベース up to date. 原田誠一 (編). 強迫性障害治療ハンドブック. 金剛出版. pp.13-63.

Harris, E., & Wu, S. (2010). Children with tic disorders: How to match treatment with symptoms. *Current Psychiatry*, 9(3), 29-36.

服部淳子・山本貴子・岡田由香・山口桂子 (2007). 小児がん患児の闘病体制形成・維持段階における母親の心理的プロセス. 愛知県立看護大学紀要, 13, 1-8.

林陽子・吉橋由香・岡田涼・谷伊織・大西将史・中島俊思・松本かおり・土屋賢治・辻井正次 (2012). 小・中学生の強迫傾向に関する調査—Leyton Obsessional Inventory- Child Version (LOI-CV) 日本語版による検討—. 児童青年精神医学とその近接領域, **53**(1), 1-10.

Himle, M. B., Freitag, M., Walther, M., Franklin, S. A., Ely, L., & Woods, D. W. (2012). A randomized pilot trial comparing videoconference versus face-to-face delivery of behavior therapy for childhood tic disorders. *Behaviour Research and Therapy*, **50**, 565-570.

Himle, M. B., Olufs, E., Himle, J., Tucker, B. T. P., & Woods, D. W. (2010). Behavior Therapy for Tics via Videoconference Delivery: An Initial Pilot Test in Children. *Cognitive and Behavioral Practice*, **17**(3), 329-337.

Himle, M. B., Woods, D. W., Piacentini, J. C., & Walkup, J. T. (2006). Brief review of habit reversal training for Tourette syndrome. *Journal of Child Neurology*, **21**(8), 719-725.

Hollander, E. (1993). Introduction. In Hollander, E. (1993). Obsessive-Compulsive Related Disorders. pp.1-16. American Psychiatric Press Inc, Washington.

Hollander, E. (1998). Treatment of obsessive compulsive spectrum disorders with SSRIs. *The British Journal of Psychiatry*, Supplement, **35**, 7-12.

Hollander, E., Friedberg J. P., Wasserman S., Yeh, C. C., & Iyengar, R. (2005). The case for the OCD spectrum. In: Abramowitz JS, Houts AC, editors. *Handbook of controversial issues in obsessive-compulsive disorder* (pp.95-118). Kluwer Academic Press.

Holtz K. D., Tessman G. K. (2007). Evaluation of a Peer-focused Intervention to Increase Knowledge and Foster Positive Attitudes Toward Children with Tourette Syndrome. *Journal of Developmental and Physical Diabilities*, **19**, 531-542.

Honjo, S., Hirano, C., Murase, S., Kaneko, T., Sugiyama, T., Ohtaka, K.,Aoyama,T., Takei, Y., Inoko, K., & Wakabayashi, S. (1989). Obsessive-compulsive symptoms in childhood and adolescence. *Acta Psychiatrica Scandinavica*, **80**(1), 83-91.

Horesh, N., Zimmerman, S., Steinberg, T., Yagan, H., & Apter, A. (2008). Is onset of Tourette syndrome influenced by life events? *Journal of Neural Transmission*, **115**(5), 787-793.

星加明徳 (2010). チックとトゥレット症候群がよくわかる本. 講談社.

星加明徳 (2008). 小児のトゥレット障害(1)その歴史と臨床像. 小児の精神と神経,

48, 309-317.

市川宏伸 (2004). 子どもの精神科医療の現状. 市川宏伸・内山登紀夫・広沢郁子 (編) 知りたいことがなんでもわかる子どものこころのケア：SOS を見逃さないために. 永井書店. pp.3-10.

飯倉康郎 (1999). 強迫性障害の治療ガイド. 二瓶社.

池田健 (2002). 強迫スペクトラム障害. こころの科学, 10(4), 62-66.

今野正良 (2009). 家族支援と親の会(1)家族支援, 親の会の意義. 宮本信也・石塚謙二・西牧謙吾・柘植雅義・青木健 (監修) 土橋圭子・今野正良・廣瀬由美子・渡邉慶一郎 (編). 特別支援教育の基礎：確かな支援のできる教師・保育士になるために. 東京書籍. pp.309-312.

今尾真弓 (2004). 慢性疾患患者におけるモーニング・ワークのプロセス：段階モデル・慢性的悲哀 (chronic sorrow) への適合性についての検討. 発達心理学研究, 15, 150-161.

Inoko, K., Nishizono-Maher, A., Tani, S., Kano, Y., Kishimoto, J., Hayakawa, N., Honjo, S., Kasahara, M., Saito, K., Ishii, K., & Osawa, M. (2006). Reliability and validity of a Japanese version of the Yale Global Tic Severity Scale: a preliminary study. *Japanese journal of child psychiatry*, 47, Supplement, 38-48.

石塚謙二 (2009). 特別支援教育の意義と制度. 宮本信也・石塚健二・西牧謙吾・柘植雅義・青木建 (監修) 土橋圭子・今野正良・廣瀬由美子・渡辺慶一郎 (編). 特別支援教育の基礎：確かな支援のできる教師・保育士になるために. 東京書籍. pp.25-32.

岩壁茂 (2004). 効果研究. 下山晴彦 (編). 臨床心理学の新しいかたち. 誠信書房. pp.180-202.

岩崎久志・海蔵寺陽子 (2007). 軽度発達障害児をもつ親への支援. 流通科学大学論集―人間・社会・自然編―, 20, 61-73.

Jankovic, J. (2001). Tourette's Syndrome. *The New England Journal of Medicine*, 345(16), 1184-1192.

Jeon, S., Walkup, J. T., Woods, D. W., Peterson, A., Piacentini, J., Wilhelm, S., ... Scahill, L. (2013). Detecting a clinically meaningful change in tic severity in Tourette syndrome: A comparison of three methods. *Contemporary Clinical Trials*, 36(2), 414-420.

金子幾之輔 (2008) まばたきチックに対する行動療法的アプローチ. 桜花学園大学人文学部研究紀要, 10, 47-58.

神澤創・尾崎孝子 (1996). 思春期前期チック症男児の治療例. 心身医学 36(8), 685-689.
金生由紀子 (2005). トゥレット症候群の遺伝研究. 脳と精神の医学, 16(3), 15-160.
金生由紀子 (2006). チック―児童期から青年期にかけて―. 精神科治療学, 21, 257-263.
金生由紀子 (2007). 強迫スペクトラム障害. 子どもの心とからだ, 16(1/2), 6-10.
金生由紀子 (2008). チック障害・トゥレット障害. 精神科治療学, 23, 223-228.
金生由紀子 (2009). トゥレット障害―強迫性と衝動性―. 分子精神医学, 9(2), 213-215.
金生由紀子 (2011). トゥレット症候群を中心に motoric 強迫スペクトラム障害の捉え方・概念について. *Bulletin of Depression and Anxiety Disorders*, 9 (1), 6-8.
金生由紀子・川久保友紀・松田なつみ・野中舞子・石井礼花・蔦森絵美・濱田純子・森田健太郎 (2012). 強迫性と衝動性の観点から見た精神医学的障害の早期発見と早期介入：児童期から成人期への連続性・不連続性の解明. 精神医学的障害の早期発見と早期介入：児童期から成人期への連続性・不連続性の解明研究 (主任研究者：神尾陽子). 班会議.
Kano, Y., Ohta, M., Nagai, Y., & Scahill, L. (2010). Association between Tourette syndrome and comorbidities in Japan. *Brain & Development*, 32(3), 201-207.
川上保之 (2012). 精神科診療所における児童思春期臨床. 山内俊雄・作田亮一・井原裕 (監修) 埼玉子どものこころ臨床研究会 (編). 子どものこころ医療ネットワーク. 批評社. pp.16-22.
川野通夫・高山巌・山中隆夫・永田美和喜・金久卓 (1975). 行動療法による眼瞼チックの治療. 精神身体医学, 15, 150-158.
Khalifa, N., Dalan, M., & Rydell, A. M. (2010). Tourette syndrome in the general child population: cognitive functioning and self- perception. *Nordic journal of psychiatry*, 64, 11-18.
Khalifa, N., & von Knorring A. L. (2003). Prevalence of tic disorders and Tourette syndrome in a Swedish school population. *Developmental medicine and child neurology*, 45, 315-319.
菊地なつみ・野中舞子・河野稔明・桑原斉・島田隆史・金生由紀子 (2010). トゥレット症候群に関する情緒障害通級指導学級担当教諭の認識および経験. 児童青年精神医学とその近接領域, 51, 539-549.

引用文献

Kiliç, E. Z., Kiliç, C., & Yilmaz, S. (2008). Is anxiety sensitivity a predictor of PTSD in children and adolescents? *Journal of Psychosomatic Research*, **65**(1), 81-86.

木下康仁（2007a）．ライブ講義M-GTA 実践的質的研究法 修正版グラウンデッド・セオリー・アプローチのすべて．弘文堂．

木下康仁（2007b）．修正版グラウンデッド・セオリー・アプローチ（M-GTA）の分析技法．富山大学看護学会誌，**6**，1-10．

小平かやの（2006）．慢性疾患を抱える子どもたちのこころの問題—神経疾患を中心に—．小児内科，**38**，63-66．

小平雅基（2014）．特集：子どもの精神療法 強迫性障害．児童青年精神医学とその近接領域，**55**(2)，152-159．

小平雅基（2012）．子どものOCDの診断の進め方．齋藤万比呂・金生由紀子（編）．子どもの強迫性障害 診断・治療ガイドライン．星和書店．pp.25-30．

小平雅基（2007）．児童思春期の強迫性障害における行動療法の実際．児童青年精神医学とその近接領域，**48**(3)，243-251．

小林奈穂美・原井宏明（2013）．思春期強迫性障害に対する暴露反応妨害法による治療過程：治療導入時および症状改善までの動機づけに重点を置いた事例．行動療法研究，**39**(1)，64-65．

小林奈穂美・五十嵐透子（2013）．思春期の強迫性障害に対する"チーム"治療の必要性の検討．行動療法研究，**39**(2)，111-120．

厚生労働省（2011）．子どもの心の診療拠点病院の整備に関する有識者会議報告書．(http://www.mhlw.go.jp/stf/shingi/2r9852000001glho-att/2r9852000001gm74.pdf，2014年8月取得。)

Kovacs, M. (2003). *Children's Depression Inventory: Technical manual update*. New York, Multi-Health Systems.

Kurlan R., McDermott M. P., Deeley C., Como P. G., Brower C., Eapen S., Andersen E. M., Miller B. (2001). Prevalence of tics in schoolchildren and association with placement in special education, *Neurology*, **57**, 1383-1388.

桑田左絵・神尾陽子（2004）．発達障害児をもつ親の障害受容過程—文献的検討から—．児童青年精神医学とその近接領域，**45**，325-343．

Labad, J., Manuel J. M., Alonso, P., Segalas, C., Jimenez, S., Jaurrieta, N., Leckman, J. F., & Vallejo, J. (2008). Gender differences in obsessive-compulsive symptom dimensions. *Depression and Anxiety*, **25**(10), 832-838.

Lack, C. W., Storch, E. A., Keeley, M. L., Geffken, G. R., Ricketts, E. D., Murphy, T. K.,

& Goodman, W. K. (2009). Quality of life in children and adolescents with obsessive-compulsive disorder: base rates, parent-child agreement, and clinical correlates. *Social Psychiatry and Psychiatric Epidemiology*, **44**(11), 935-942.
Lahey, B. B., McNees, M. P., & McNees, MC. (1973). Control of an obscene "VERBAL TIC" through timeout in an elementary school classroom. *Journal of Applied Behavior Analysis*, **6**(1), 101-104.
Leckman, J. F. (2002). Tourette's syndrome, *Lancet*, **360**, 1577-1586.
Leckman, J., Bloch, M., & King, R. (2009). Symptom dimensions and subtypes of obsessive-compulsive disorder: a developmental perspective. *Dialogues in Clinical Neuroscience*, **11**, 21-33.
Leckman, J. F., Denys, D., Simpson, H. B., Mataix-Cols, D., Hollander, E., Saxena, S., Miguel, E. C., Rauch, S. L., Goodman, W. K., Phillips, K. A., & Stein, D. J. (2010). Obsessive-compulsive disorder: a review of the diagnostic criteria and possible subtypes and dimensional specifiers for DSM-V. *Depression and Anxiety*, **27**(6), 507-527.
Leckman, J. F., Hardin, M. T., Riddle, M. A., Stevenson, J., Ort, S. I., & Cohen, D. J. (1991). Clonidine treatment of Gilles de la Tourette's syndrome. *Achieves of General Psychiatry*, **48**(4), 324-328.
Leckman, J. F., Riddle, M. A., Hardin, M. T., Ort, S. I., Swartz, K. L., Stevenson, J., & Cohen, D. J. (1989). The Yale Global Tic Severity Scale: initial testing of a clinician-rated scale of tic severity. *Journal of the American Academy of Child & Adolescent Psychiatry*, **28**, 566-573.
Leckman, J. F., Walker, D. E., & Cohen, D. J. (1993). Premonitory urges in Tourette's syndrome. *The American Jornal of Psychiatry*, **150**, 98-102.
Leonard, H. L., Swedo, S. E., Lenane, M.C., Rettew, D. C., Hamburger, S. D., Bartko, J. J., & Rapoport, J. L. (1993). A 2- to 7-Year Follow-up Study of 54 Obsessive-Compulsive Children and Adolescents. *Archives of General Psychiatry*, **50**(6), 429-439.
Linden, D. E. (2006). How psychotherapy changes the brain—the contribution of functional neuroimaging. *Molecular Psychiatry*, **11**, 528-538.
Lochner, C., Hemmings, S. M. J., Kinnear, C. J., Niehaus, D. J. H., Nel, D. G., Corfield, V. A., Moolman-Smook, J.C., Seedat, S., & Stein, D. J. (2005). Cluster analysis of obsessive-compulsive spectrum disorders in patients with obsessive-compul-

sive disorder: clinical and genetic correlates. *Comprehensive Psychiatry*, **46**(1), 14-19.

Lochner, C., & Stein, D. J. (2006). Does work on obsessive-compulsive spectrum disorders contribute to understanding the heterogeneity of obsessive-compulsive disorder? *Progress in Neuro-Psychopharmacology & Biological Psychiatry*, **30**(3), 353-361.

前林憲誠・松永寿人・松井徳造・林田和久・興野健也・大矢健造・切池信夫 (2006). SSRI 反応性が良好な強迫性障害患者の臨床的特徴—反応性不良を示した一群との比較—. 強迫性障害の研究, **7**, 37-44.

Mansueto, C. S., & Keuler, D. J. (2005). Tic or compulsion?: it's Tourettic OCD. *Behavior Modification*, **29**(5), 784-799.

March, J. S. (1995). Cognitive-behavioral psychotherapy for children and adolescents with OCD: a review and recommendations for treatment. *Journal of the American Academy of Child and Adolescent Psychiatry*, **34**(1), 7-18.

March, J. S., Frances, A., Carpenter, D., & Kahn, D. A. (1997).The expert consensus guideline series: Treatment of obsessive-compulsive disorder. *Journal of Clinical Psychiatry*, **58**, supplement 4, 1-72.（大野裕訳 (1999). エキスパートコンセンサスガイドライン—強迫性障害（OCD）の治療. ライフサイエンス.）

March, J. S., Franklin, M. E., Leonard, H., Garcia, A., Moore, P., Freeman, J., & Foa, E. (2007). Tics moderate treatment outcome with sertraline but not cognitive-behavior therapy in pediatric obsessive-compulsive disorder. *Biological Psychiatry*, **61**(3), 344-347.

March, J. S., & Mulle K. (2006). OCD in children and adolescents: a cognitive- behavioral treatment manual. GuilfordPress.（原井宏明・岡嶋美代（訳）(2008). 認知行動療法による子どもの強迫性障害治療プログラム. 岩崎学術出版社.）

Marcks, B., Berlin, K., Woods, D., & Davies, W. H. (2007). Impact of Tourette Syndrome: a preliminary investigation of the effects of disclosure on peer perceptions and social functioning. *Psychiatry*, **70**(1), 59-67.

Masi, G., Millepiedi, S., Mucci, M., Bertini, N., Milantoni, L., & Arcangeli, F. (2005). A naturalistic study of referred children and adolescents with obsessive-compulsive disorder. *Journal of the American Academy of Child and Adolescent Psychiatry*, **44**(7), 673-681.

Mataix-Cols, D., Marks, I. M., Greist, J. H., Kobak, K. A., & Baer, L. (2002). Obsessive-compulsive symptom dimensions as predictors of compliance with and response to behaviour therapy: results from a controlled trial. *Psychotherapy and Psychosomatics*, **71**(5), 255-262.

Mataix-Cols, D., Pertusa, A., & Leckman, J. F. (2007). Issues for DSM-V: how should obsessive-compulsive and related disorders be classified? *American Journal of Psychiatry*, **164**(9), 1313-1314.

Matsuda, N., Kono, T., Nonaka, M., Fujio, M., Kano, Y. (2016). Self-initiated coping with Tourette's syndrome : Effect of tic suppression on QOL. *Brain and Development*, **38**(2), 233-241.

松永寿人 (2002). 強迫神経症から強迫性障害へ. こころの科学, **104**, 10-14.

松永寿人 (2007). Obsessive-Compulsive spectrum disorders (強迫スペクトラム障害) の概念と今後の展望. 精神科治療学, **22**(5), 499-507.

松永寿人 (2009). 強迫性障害の疫学と治療. 精神療法, **35**(6), 701-711.

Matsunaga, H., Kiriike, N., Matsui, T., Oya, K., Okino, K., & Stein, D. J. (2005). Impulsive disorders in Japanese adult patients with obsessive-compulsive disorder. *Comprehensive Psychiatry*, **46**(1), 43-49.

松永寿人 (2011). 強迫スペクトラム障害の概要，そして動向. *Bulletin of Depression and Anxiety Disorders*, **9**(1), 3-5.

松永寿人 (2012). DSM-5ドラフトにおける強迫性障害の動向. 臨床精神医学, **41**(5), 589-595.

松永寿人・切池信夫・大矢健造・守田嘉男・中井丈夫・福居顕二・山下達久・吉田卓史・多賀千明・岸本年史・徳山明広・洪基朝・米田博・西田勇彦・稲田泰之・木下利彦・柳生隆視・越智友子・武田雅俊・中尾和久・渡邊章・前田潔・千郷雅史・中嶋照夫 (2004). 強迫性障害 (OCD) に関する9施設共同研究—半年間の総初診患者における OCD 患者の割合，およびその臨床像に関する検討. 精神医学, **46**(6), 629-637.

Matthey, S., & Petrovski, P. (2002). The Children's Depression Inventory: error in cutoff scores for screening purposes. *Psychological Assessment*, **14**(2), 146-149.

McGuire, J. F., Nyirabahizi, E., Kircanski, K., Piacentini, J., Peterson, A. L., Woods, D. W., Wilhelm, S., Walkup, J. T., & Scahill, L. (2013). A cluster analysis of tic symptoms in children and adults with Tourette syndrome: clinical correlates and treatment outcome. *Psychiatry Research*, **210**(3), 1198-1204.

Merlo, L. J., Storch, E. A., Lehmkuhl, H. D., Jacob, M. L., Murphy, T. K., Goodman, W.

K., & Geffken, G. R. (2010). Cognitive behavioral therapy plus motivational interviewing improves outcome for pediatric obsessive-compulsive disorder: a preliminary study. *Cognitive Behaviour Therapy*, 39(1), 24-27.

Meyer, V. (1966). Modification of expectations in cases with obsessional rituals. *Behaviour Research and Therapy*, 4(4), 273-280.

宮下照子（1986）．チックに対するセルフモニタリング法の利用．行動療法研究，11，127-134．

三浦正江・坂野雄二・上里一郎（2000）．チックを主訴とする小学生に漸進的筋弛緩法を適用した症例について．カウンセリング研究，33，315-322．

水野貴子・中村菜穂・服部淳子・岡田由香・山口桂子・松本博子（2002）．小児がん患児の入院初期段階における母親役割の変化と家族の闘病体制形成プロセス（第1報）．日本小児看護学会誌，11，23-30．

Müller-Vahl, K. R., Cath, D. C., Cavanna, A. E., Dehning, S., Porta, M., Robertson, M. M., Visser-Vandewalle, V., & the ESSTS Guidelines Group. (2011). European clinical guidelines for Tourette syndrome and other tic disorders. Part IV: deep brain stimulation. *European Child and Adolescent Psychiatry*, 20, 209-217.

Mundo, E., Maina, G., Uslenghi, C. (2000). Multicentre, double-blind, comparison of fluvoxamine and clomipramine in the treatment of obsessive-compulsive disorder. *International Clinical psychopharmacology*, 15(2), 69-76.

村山ヤスヨ・細谷紀江・村上正人・桂戴作（1990）．母親に対する行動修正が奏効したチックおよび強迫行動の1症例．心身医療，2，568-570．

Nabeyama, M., Nakagawa, A., Yoshiura, T., Nakao, T., Nakatani, E., Togao, O., Yoshizato, C., Yoshioka, K., Tomita, M., Kanba, S. (2008). Functional MRI study of brain activation alterations in patients with obsessive-compulsive disorder after symptom improvement. *Psychiatry Research*, 163(3), 236-247.

中川泰彬・大坊郁夫（1985）．日本版GHQ精神保健調査票手引き．日本文化科学社．

中前貴（2011）．OCDの多様性と薬物療法—強迫スペクトラム障害との関連をふまえて—．精神神経学誌，113(10)，1016-1025．

中村伸一（2006）．強迫行為をいかす．原田誠一（編）．強迫性障害治療ハンドブック．金剛出版．pp.349-353．

中根秀之（2006）．神経症圏障害の疫学．臨床精神医学，35(6)，629-637．

中尾智博（2009）．強迫スペクトラム障害と衝動性．分子精神医学，9(4)，327-334．

中尾智博・神庭重信（2006）．強迫性障害の薬物療法．原田誠一（編）．強迫性障害治

療ハンドブック．金剛出版．pp.204-227.

中谷江利子（2006）．子どもの強迫性障害への認知行動療法．児童青年精神医学とその近接領域，**47**(2)，100-105.

Nakatani, E., Nakagawa, A., Nakao, T., Yoshizato, C., Nabeyama, M., Kudo, A., Isomura, K., Kato, N., Yoshioka, K., & Kawamoto, M. (2005). A randomized controlled trial of Japanese patients with obsessive-compulsive disorder-effectiveness of behavior therapy and fluvoxamine. *Psychotherapy and Psychosomatics*, **74**(5), 269-276.

中田洋二郎（1995）．親の障害の認識と受容に関する考察―受容の段階説と慢性的悲哀．早稲田心理学年報，**27**，83-92.

夏堀摂（2001）．就学前期における自閉症児の母親の障害受容過程．特殊教育学研究，**39**，11-22.

Nestadt G., Di C. Z., Riddle, M. A., Grados, M. A., Greenberg, B. D., Fyer, A. J., McCracken, J. T., Rauch, S. L., Murphy, D. L., Rasumussen, S. A., Cullern, B., Pinto, A., Knowles, K. A., Piacentini, J., Pauls, D. L., Bienvenu, O. J., Wang, Y., Liang, K. Y., Samuels, J. F., & Roche K. B. (2009). Obsessive-compulsive disorder: subclassification based on co-morbidity. *Psychological Medicine*, **39**(9), 1491-1501.

西川潔（1986）．小児チック症のEMGバイオフィードバック療法．バイオフィードバック研究，**13**，34-40.

西村詩織・平林恵美・慶野遥香・石津和子・吉田沙蘭・下山晴彦（2009）．特集：子どもの強迫性障害に対する認知行動療法プログラムの開発研究　第2部　子どもと若者を強迫から救い出すプログラム（改訂版）．東京大学大学院教育学研究科臨床心理学コース紀要第32集，128-135.

Nomoto, F., & Machiyama, Y. (1990). An epidemiological study of tics. *The Japanese Journal of Psychiatry and Neurology*, **44**(4), 649-655.

野中舞子（2015）．チックへの行動療法の現状と今後の展望．行動療法研究，**41**(1)，55-65.

野中舞子（2012）．トゥレット症候群の子どもを持つ母親の心理過程：体験理解に基づいた援助を目指して．臨床心理学，**12**，825-837.

野中舞子・金生由紀子・松田なつみ・河野稔明・下山晴彦（2013）．音声チックを有する児童・生徒への対応についての教員の認識：通級指導教室・特別支援学級の教員を対象として．臨床心理学，**13**，849-855.

野中舞子・河野稔明・菊地なつみ・桑原斉・島田隆史・金生由紀子（2011）．トゥ

レット症候群に関する教員の認識および経験—特別支援学級と通常学級の比較—．児童青年精神医学とその近接領域，**52**，61-73．

野中舞子・松田なつみ・河野稔明・藤尾未由希・金生由紀子（2013）．チック症状自記式尺度の活用可能性—妥当性の検討と，認知行動療法実施への活用—．第54回日本児童青年精神医学会総会抄録集，428．

Nonaka, M., Matsuda, N., Kono, T., Fujio, M., Scahill, L.,Kano, Y. (2015). Preliminary study of behavioral therapy for Tourette Syndrome patients in Japan. *Children's Health Care*, **44**(3), 293-306.

能智正博（2005）．質的データの分析技法．伊藤哲司・能智正博・田中共子（編）．動きながら識る，関わりながら考える．ナカニシヤ出版．pp.119-125．

O'Connor, K. P. (2001). Clinical and psychological features distinguishing obsessive-compulsive and chronic tic disorders. *Clinical Psychology Review*, **21**(4), 631-660.

O'Connor, K. (2002). A cognitive-behavioral/psychophysiological model of tic disorders. *Behaviour Research and Therapy*, **40**(10), 1113-1142.

O'Connor, K. P., Brault, M., Robillard, S., Loiselle, J., Borgeat, F., & Stip, E. (2001). Evaluation of a cognitive-behavioural program for the management of chronic tic and habit disorders. *Behaviour Research and Therapy*, **39**, 667-681.

O'Connor, K. P., Laverdure, A., Taillon, A., Stip, E., Borgeat, F., & Lavoie, M. (2009). Cognitive behavioral management of Tourette's syndrome and chronic tic disorder in medicated and unmedicated samples. *Behaviour Research and Therapy*, **47**(12), 1090-1095.

小倉加奈子・野中舞子・砂川芽吹・矢野玲奈・下山晴彦（2014）．発達障害を有する子どもの強迫性障害への認知行動療法—最新の文献レビューから—．東京大学大学院教育学研究科臨床心理学コース紀要，**37**，34-40．

岡嶋美代・橋本加代・野口由香・原井宏明（2007）．強迫性障害の治療アウトカム．精神科治療学，**22**(5)，509-516．

岡嶋美代・原井宏明（2005）．P2B-27 児童・思春期における強迫性障害と治療効果：菊池病院における治療成績（ポスター発表4（不安・抑うつ・精神医療），人間科学としての行動療法の展開）．日本行動療法学会大会発表論文集，**31**，428-429．

岡嶋美代・原井宏明（2008）．あとがきにかえて：小児の強迫性障害の治療の実際．In March, J. S., & Mulle K. (2006). OCD in children and adolescents: a cognitive-behavioral treatment manual. Guilford Press.（原井宏明・岡嶋美代（訳）

(2008). 認知行動療法による子どもの強迫性障害治療プログラム．岩崎学術出版社．pp.307-323.)

岡嶋美代・原井宏明（2009）．OS-3-1 児童思春期の強迫性障害の治療成績：思春期集団集中治療と他との比較．日本行動療法学会大会発表論文集，**35**，212-213.

O'Kearney, R. T. (2007). Benefits of Cognitive-Behavioural Therapy for Children and Youth with Obsessive-Compulsive Disorder: Re-Examination of the Evidence. *Australian & New Zealand Journal of Psychiatry*, **41**, 199-212.

O'Kearney, R. T., Anstey, K.J., & von Sanden, C. (2006). Behavioural and cognitive behavioural therapy for obsessive compulsive disorder in children and adolescents. *Cochrane Database of Systematic Reviews*, **4**, CD004856.

小野瑠美子（1989）．認知行動療法の効果の相関的分析：神経症性チックに対する学習理論の応用．東洋大学児童相談研究，**8**，34-41.

Ono, Y., Furukawa, T., Shimizu, E., Okamoto, Y., Nakagawa, A., Fujisawa, D., Nakagawa, A., Ishii, T., & Nakajima, S. (2011). Current status of research on cognitive therapy/cognitive behavior therapy in Japan. *Psychiatry and Clinical Neurosciences*, **65**, 121-129.

大隈紘子（2009）．行動療法で強迫性障害は治せるし，誰でも治せることが分かるまで．精神療法，**35**(6)，62-63.

太田昌孝・金生由紀子（1997）．経過からみた Tourette 症候群の臨床特徴．精神医学，**39**，1252-1264.

Packer, L. E. (2005). Tic-Related School Problems: Impact on Functioning, Accommodations, and Interventions. *Behavior Modification*, **29**, 876-899.

Pauls, D. L., Raymond, C. L., Stevenson, J. M., & Leckman, J. F. (1991). A family study of Gilles de la Tourette syndrome. *American Journal of Human Genetics*, **48**(1), 154-163.

Pediatric OCD Treatment Study (POTS) Team (2004). Cognitive-behavior therapy, sertraline, and their combination for children and adolescents with obsessive-compulsive disorder: the Pediatric OCD Treatment Study (POTS) randomized controlled trial. *JAMA: The Journal of the American Medical Association*, **292**(16), 1969-1976.

Phillips, K. A., Stein, D. J., Rauch, S. L., Hollander, E., Fallon, B. A., Barsky, A., Fineberg, N., Mataix-Cols, D., Ferrão, Y. A., Saxena,S., Wilhelm, S., Kelly, M. M., Clark, L. A.,Pinto, A., Bienvenu,.O.J. Farrow, J., & Leckman, J. (2010). Should an obsessive-compulsive spectrum grouping of disorders be included in DSM-V? *Depression and Anxiety*, **27**(6), 528-555.

Piacentini, J., Woods, D. W., Scahill, L., Wilhelm, S., Peterson, A. L., Chang, S., Ginsberg,G.S., Deckersbach,T., Dziura, J., Levi-Pearl, S., & Walkup, J.T (2010). Behavior therapy for children with Tourette disorder: a randomized controlled trial. *JAMA: The Journal of the American Medical Association*, **303**(19), 1929-1937.

Pitman, R., & Jenike, M. (1988). Coprolalia in obsessive-compulsive disorder: a missing link. *The Journal of Nervous and Mental Disease*, **176**(5), 311-313.

Rauch, S. L., Cora-Locatelli, G., & Greenberg, B. D. (2002). Pathogenesis of Obsessive-Compulsive Diorder. 山下さおり（訳）強迫性障害の病因論. Stein, D.J., & Hollander, E. (2002). Textbook of anxiety disorders. 樋口輝彦・久保木富房・貝谷久宣・坂野雄二・野村忍・不安抑うつ臨床研究会（監訳）(2005). 不安障害. 日本評論社. pp.206-221.

Reese, H. E., Timpano, K. R., Siev, J., Rowley, T., & Wilhelm, S. (2010). Behavior Therapy for Tourette's Syndrome and Chronic Tic Disorder: A Web-Based Video Illustration of Treatment Components. *Cognitive and Behavioral Practice*, **17**(1), 16-24.

Robertson, M. M. (2000).Tourette syndrome, associated conditions and the complexities of treatment. *Brain*. **123**, 425-462.

Robertson, M. M., Williamson, F., & Eapen, V. (2006). Depressive symptomatology in young people with Gilles de la Tourette Syndrome : a comparison of self-report scales. *Journal of Affective Disorders*, **91**(2-3), 265-268.

Roessner, V., Plessen, K. J., Rothenberger, A., Ludolph, A. G., Rizzo, R., Skov, L., Strand, G., Stern, J. S., Termine, C., Hoekstra, P. J., & the ESSTS Guidelines Group (2011). European clinical guidelines for Tourette syndrome and other tic disorders. Part II: pharmacological treatment. *European Child and Adolescent Psychiatry*, **20**, 173-196.

Rosario-Campos, M. C., Leckman, J. F., Curi, M., Quatrano, S., Katsovitch, L., Miguel, E. C., & Pauls, D. L. (2005). A family study of early-onset obsessive-compulsive disorder. *American Journal of Medical Genetics. Part B, Neuropsychiatric Genetics: The Official Publication of the International Society of Psychiatric Genetics*, **136B**(1), 92-97.

Rosario-Campos, M. C., Prado, H. S., Borcato, S., Diniz, J. B., Shavitt, R. G., Hounie, A. G., Mathis, M.E., Mastorosa, R.S., Velloso, P., Perin, E. A., Fossaluza, V., Pereira, C., A., Geller, D., Leckman, J., & Miguel, E. (2009). Validation of the University of São Paulo Sensory Phenomena Scale: initial psychometric properties. *CNS Spectrums*, 14(6), 315-323.

Ross, C. J., Davis, T. M., Hogg, D. Y. (2007). Screening and assessing adolescent asthmatics for anxiety disorders. *Clinical nursing research*, 16(1), 5-24.

Rowe, J., Yuen, H., & Dure, L. (2013). Comprehensive Behavioral Intervention to Improve Occupational Performance in Children With Tourette Disorder. *American Journal of Occupational Therapy*, 67, 194-200.

Russell, A. J., Jassi, A., Fullana, M. A., Mack, H., Johnston, K., Heyman, I., Murphy, D. G., & Mataix-Cols, D. (2013). Cognitive behavior therapy for comorbid obsessive-compulsive disorder in high-functioning autism spectrum disorders: a randomized controlled trial. *Depression and Anxiety*, 30(8), 697-708.

斉藤 巌・今泉ひとみ・斉藤康子・八代信義・奥瀬哲 (1996). 全身性チックの学生に対する筋電図バイオフィードバック訓練によるアプローチ．全国大学保健管理研究集会報告書, 34, 512-515.

斎藤環 (2006). ひきこもりと強迫性障害．原田誠一（編）．強迫性障害治療ハンドブック．金剛出版．pp.279-293.

齋藤万比呂・金生由紀子 (2012). 子どもの強迫性障害 診断・治療ガイドライン．星和書店．

坂井誠・益本佳枝・武市昌士 (1989). 短期間に治癒した眼瞼チックの一治療例 負の練習とセルフモニタリングの検討を中心に．臨床精神医学, 18, 269-275.

Sánchez-Meca, J., Rosa-Alcázar, A. I., Iniesta-Sepúlveda, M., & Rosa-Alcázar, A. (2014). Differential efficacy of cognitive-behavioral therapy and pharmacological treatments for pediatric obsessive-compulsive disorder: A meta-analysis. *Journal of Anxiety Disorders*, 28(1), 31-44.

佐藤寛・石川信一・下津咲絵・佐藤容子 (2009). 子どもの抑うつを測定する自己評価尺度の比較：CDI, DSRS, CES-D のカットオフ値に基づく判別精度．児童青年精神医学とその近接領域. 50(3), 307-317.

佐藤寛・松田侑子・新井邦二郎 (2006). 児童の強迫性障害に対する認知行動療法の適用．児童青年精神医学とその近接領域, 47(3), 274-281.

Scahill, L., Leckman, J. F., Schultz, R. T., Katsovich, L., & Peterson, B. S. (2003). A placebo-controlled trial of risperidone in Tourette syndrome. *Neurology*, **60**(7), 1130-1135.

Scahill, L., Riddle, M. A., McSwiggin-Hardin, M., Ort, S. I., King, R. A., Goodman, W. K., Cicchetti, D., & Leckman, J. F. (1997). Children's Yale-Brown Obsessive Compulsive Scale: reliability and validity. *Journal of the American Academy of Child and Adolescent Psychiatry*, **36**(6), 844-852.

Scahill, L., McDougle, C. J., Williams, S. K., Dimitropoulos, A., Aman, M. G., McCracken, J. T., Tierney, E., Arnold, L.E., Cronin, P., Grados, M., Ghuman, J., Koenig, K., Lam, K.S., Mcgough, J., Posey, D.J., Ritz, L., Swiezy, N.B., & Vitiello, B. (2006). Children's Yale-Brown Obsessive Compulsive Scale modified for pervasive developmental disorders. *Journal of the American Academy of Child and Adolescent Psychiatry*, **45**(9), 1114-1123.

Scahill, L., Sukhodolsky, D. G., Bearss, K., Findley, D., Hamrin, V., Carroll, D. H., & Rains, A. L. (2006). Randomized Trial of Parent Management Training in Children With Tic Disorders and Disruptive Behavior. *Journal of Child Neurology*, **21**, 650-656.

Scahill, L., Woods, D. W., Himle, M. B., Peterson, A. L., Wilhelm, S., Piacentini, J. C., Mcnaught, K., Walkup, J., & Mink, J. W. (2013). Current controversies on the role of behavior therapy in Tourette syndrome. *Movement Disorders: Official Journal of the Movement Disorder Society*, **28**(9), 1179-1183.

Shapiro, A. K., & Shapiro, E. S. (1988a) *Signs,Symptoms, and Clinical Course*. Shapiro, A. K., Shapiro, E. S., Young, J. G., & Feinberg, T. E. Gilles de la Tourette Syndrome. Second edition, Raven Press, New York. pp.127-193

Shapiro & Shapiro (1988b) *Studies of Treatment*. Shapiro, A. K., Shapiro, E. S., Young, J. G., & Feinberg, T. E. Gilles de la Tourette Syndrome. Second edition, Raven Press, New York. pp. 381-421.

Shapiro, E., Shapiro, A. K., Fulop, G., Hubbard, M., Mandeli, J., Nordlie, J., & Phillips, R. A. (1989). Controlled study of haloperidol, pimozide and placebo for the treatment of Gilles de la Tourette's syndrome. *Archives of General Psychiatry*, **46**(8), 722-730.

島田隆史・金生由紀子 (2009). 発達障害と強迫性障害. 精神療法, **35**(6), 712-721.

Shprecher, D., & Kurlan, R. (2009). The management of tics. *Movement disorders*, **24**, 15-24.

Simons, M., Schneider, S., & Herpertz-Dahlmann, B. (2006) Metacognitive therapy versus exposure and response prevention for pediatric obsessive-compulsive disorder : A case series with randomized allocation. *Psychotherapy and psychosomatics*, 75(4), 257-264.

塩入俊樹 (2011). 強迫スペクトラム障害と不安障害. 精神神経学雑誌, 113(10), 1008-1015.

首藤祐介 (2011). 強迫症状を示す児童への母親を主たる実施者とした認知行動療法アプローチ. 心理臨床学研究, 28(6), 729-739.

Skoog, G., & Skoog, J. (1999). A 40-year follow-up of patients with obsessive-compulsive disorder. *Archieves of General Psychiatry*, 56, 121-127.

下山晴彦 (2004). 臨床心理学の発展に向けて. 下山晴彦 (編). 臨床心理学の新しいかたち. 誠信書房. pp.3-22.

下山晴彦 (2011). 児童思春期の強迫性障害の認知行動療法プログラムの研究1―プログラムの開発と評価―. 東京大学大学院教育学研究科紀要, 34, 29-36.

下山晴彦・西村詩織・平林恵美・慶野遥香・石津和子・吉田沙蘭 (2009). 特集：子どもの強迫性障害に対する認知行動療法プログラムの開発研究. 東京大学大学院教育学研究科臨床心理学コース紀要, 32, 12-135.

Snider, L., Seligman, L. D., Ketchen, B. R., Levitt, S. J., Bates, L. R., Garvey, M., & Swedo,S. E. (2002). Tics and Problem Behaviors in Schoolchildren: Prevalence, Characterization, and Associations. *Pediatrics*, 110, 331-336.

曽我祥子 (1983). 日本版STAIC標準化の研究. 心理学研究, 54(4), 215-221.

Soomro, M. (2012). Obsessive compulsive disorder. *Clinical Evidence (Online)*, 01, 1004.

Spielberger, C. D., Edward, C. D., Lushene, R. E., Montuori, J., & Platzek, D. (1973). *STAIC Preliminary Manual for the State-Trait Anxiety Inventory for Children ("How I feel questionnaire")*. California: Consulting Psychological Press, Inc.

Stallard, P. (2005). A Clinician's Guide to Think Good-Feel Good: Using CBT with children and young people. Wiley, Oxford.

Stein, D. J., Fineberg, N. A., Bienvenu, O. J., Denys, D., Lochner, C., Nestadt, G., Leckman J. F., Rauch, S.L., & Phillips, K. A. (2010). Should OCD be classified as an anxiety disorder in DSM-V? *Depression and Anxiety*, 27(6), 495-506.

Steinberg, T., Harush, A., Barnea, M., Dar, R., Piacentini, J., Woods, D., Shmuel-Baruch, S., & Apter, A. (2013). Tic-related cognition, sensory phenomena, and anxiety in children and adolescents with Tourette syndrome. *Comprehensive Psychiatry*, 54(5), 462-466.

Steketee, G., Eisen, J., Dyck, I., Warshaw, M., & Rasmussen, S. (1999). Predictors of course in obsessive-compulsive disorder. *Psychiatry Research*, 89(3), 229-238.

Stewart, S., Geller, D., & Jenike, M. (2004). Long-term outcome of pediatric obsessive - compulsive disorder: a meta-analysis and qualitative review of the literature. *Acta Psychiatrica*, 110, 4-13.

Stokes, A., Bawden, H.N., Camfield, P.R., Backman, J.E., Dooley, J.M. (1991). Peer Problems in Tourette's Disorder. *Pediatrics*, 87, 936-942.

Storch, E. A., Bussing, R., Small, B. J., Geffken, G. R., McNamara, J. P., Rahman, O., ... Murphy, T. K. (2013). Randomized, placebo-controlled trial of cognitive-behavioral therapy alone or combined with sertraline in the treatment of pediatric obsessive-compulsive disorder. *Behaviour Research and Therapy*, 51(12), 823-829.

Storch, E. A., Geffken, G. R., Merlo, L. J., Mann, G., Duke, D., Munson, M., Adkins,J., Grabill, K.M., Murphy, T.K., & Goodman, W. K. (2007). Family-based cognitive-behavioral therapy for pediatric obsessive-compulsive disorder: comparison of intensive and weekly approaches. *Journal of the American Academy of Child and Adolescent Psychiatry*, 46(4), 469-478.

Storch, E. A., Jones, A., Lack, C., Ale, C., Sulkowski, M., Lewin, A., De Nadai, A. S., & Murphy, T. (2012). Rage attacks in pediatric obsessive-compulsive disorder: phenomenology and clinical correlates. *Journal of the American Academy of the Child and Adolescent Psychiatry*, 51(6), 582-592.

Storch, E. A., Merlo, L. J., Larson, M. J., Marien, W. E., Geffken, G. R., Jacob, M. L., Goodman, W.K., & Murphy, T. K. (2008). Clinical features associated with treatment-resistant pediatric obsessive-compulsive disorder. *Comprehensive Psychiatry*, 49(1), 35-42.

Storch, E.A., Murphy, T.K., Chase R.M., Keeley, M., Goodman, W.K., Murray, M., & Geffken, G.R. (2007). Peer Victimization in Youth with Tourette's Syndrome and Chronic Tic Disorder: Relations with Tic Severity and Internalizing Symptoms. *Journal of Psychopathology and Behavioral Assessment*, 29, 211-219.

Subramaniam, M., Soh, P., Vaingankar, J. A., Picco, L., & Chong, S. A. (2013). Quality of life in obsessive-compulsive disorder: impact of the disorder and of treatment. *CNS Drugs*, **27**(5), 367-383.

杉浦義典（2004）．エビデンスベイスト・アプローチ．下山晴彦（編）．臨床心理学の新しいかたち．誠信書房．pp.25-41.

杉山登志郎（2006）．子どもの強迫総論．強迫性障害の研究，**7**，109-119．

Summerfeldt, L. J. (2004). Understanding and treating incompleteness in obsessive-compulsive disorder. *Journal of Clinical Psychology*, **60**(11), 1155-1168.

Swain, J. E., Scahill, L., Lombroso, P. J., King, R. A., & Leckman, J. F. (2007). Tourette Syndrome and Tic Disorders: A Decade of Progress. *Journal of the American Academy of Child and Adolescent Psychiatry*, **46**, 947-968.

Tadai, T., Nakamura, M., Okazaki, S., & Nakajima, T. (1995). The prevalence of obsessive‐compulsive disorder in Japan: A study of students using the Maudsley Obsessional-Compulsive Inventory and DSM-III-R. *Psychiatry and Clinical Neuroschiences*, **49**, 39-41.

高木道人（2003）．トゥレット症候群に関する日本の現状―日本トゥレット協会のアンケート調査から―．トゥレット研究会会誌―第9回研究会報告号―，44-49．

武井明・目良和彦・宮崎健祐・佐藤譲・原岡陽一・本田陽子・太田充子．（2007）．市立旭川病院精神科における児童思春期患者の実態―1996～2005年の10年間の外来統計から．精神医学，**49**(10)，1053-1061．

竹内康二・榎本拓哉・浅原大輔（2011）．チックの低減における行動論的アプローチの効果 ハビット・リバーサル法，自己モニタリング法，トークンエコノミー法の適用事例．多摩心理臨床学研究，**5**，33-38．

田中康雄（2010）．つなげよう―発達障害のある子どもたちに私たちができること．臨床心理学，**10**，269-273．

Taylor, S. (2011). Early versus late onset obsessive-compulsive disorder: evidence for distinct subtypes. *Clinical Psychology Review*, **31**(7), 1083-1100.

Thibert, A.L., Day, H. I., Sandor, P. (1995). Self-concept and self-consciousness in adults with Tourette syndrome. *Canadian Journal of Psychiatry*, **40**(1), 35-39.

Thorén, P., Asberg, M., Cronholm, B., Jörnestedt, L., Träskman, L. (1980). Clomipramine treatment of obsessive-compulsive disorder : I. A controlled clinical trial. *Archieves of General Psychiatry*, **37**(11), 1281-1285.

辻村裕子・坂井誠（2008）．児童期の強迫性障害に暴露反応妨害法を適応した一事例．日本行動療法学会大会発表論文集，**34**，318-319．

宇佐美政英・齊藤万比古・傳田健三・斉藤卓弥・岡田俊・松本英夫・山田佐登留

(2011). 児童・青年期における SSRI/SNRI の使用実態と安全性に関する全国調査. 児童青年精神医学とその近接領域, 52(1), 21-35.

Valleni-Basile, L. A., Garrison, C. Z., Jackson, K. L., Waller, J. L., Mckeown, R. E., Addy, C. L., & Cuffe, S. P. (1994). Frequency of obsessive-compulsive disorder in a community sample of young adolescents. *Journal of the American Academy of Child & Adolescent Psychiatry*, 33(6), 782-791.

van de Griendt, J. M. T. M., Verdellen, C. W. J., van Dijk, M. K., & Verbraak, M. J. P. M. (2013). Behavioural treatment of tics: habit reversal and exposure with response prevention. *Neuroscience and Biobehavioral Reviews*, 37(6), 1172-1177.

Verdellen, C., & Hoogduin, C. (2008). Habituation of premonitory sensations during exposure and response prevention treatment in Tourette's syndrome. *Behavior Modification*, 32(2), 215-227.

Verdellen, C., van de Griendt, J., Hartmann, A., Murphy, T., & the ESSTS Guidelines Group (2011). European clinical guidelines for Tourette syndrome and other tic disorders. Part III: behavioural and psychosocial interventions. *European Child and Adolescent Psychiatry*, 20, 197-207.

Walkup, J. T., Ferrão, Y., Leckman, J. F., Stein, D. J., & Singer, H. (2010). Tic disorders: some key issues for DSM-V. *Depression and Anxiety*, 27(6), 600-610.

Wang, Z., Maia, T. V., Marsh, R., Colibazzi, T., Gerber, A., & Peterson, B. S. (2011). The neural circuits that generate tics in Tourette's syndrome. *The American Jornal of Psychiatry*, 168, 1326-1337.

渡部京太・黒江美穂子（2011）. G. 入院治療. 主任研究者：金生由紀子. 児童思春期強迫性障害（OCD）診断・治療ガイドラインの検証及び拡充に関する研究. 平成20年度～平成22年度総括・分担研究報告書. pp.285-291.

渡部京太・黒江美穂子（2012）. 各年代からみた OCD の特徴. ［2］思春期（小学校後期～中学校）. 齋藤万比呂・金生由紀子（編）. 子どもの強迫性障害　診断・治療ガイドライン. 星和書店. pp.37-43.

Watson, H. J., & Rees, C. S. (2008). Meta-analysis of randomized, controlled treatment trials for pediatric obsessive-compulsive disorder. *Journal of Child Psychology and Psychiatry, and Allied Disciplines*, 49(5), 489-498.

Wile, D. J., & Pringsheim, T. M. (2013). Behavior therapy for Tourette Syndrome: A systematic review and meta-analysis. *Current Treatment Options in Neurology*, 15, 385-395.

Wilhelm, S., & Deckersbach, T. (2003). Habit reversal versus supportive psychotherapy for Tourette's disorder: a randomized controlled trial. *American Journal of Psychiatry*, 7, 1175-1177.

Wilhelm, S., Peterson, A. L., Piacentini, J., Woods, D. W., Deckersbach, T., Sukhodolsky, D. G., Chang, S., Liu, H., Dziura, J., Walkup, J., & Scahill, L. (2012). Randomized trial of behavior therapy for adults with tourette syndrome. *Archives of General Psychiatry*, 69(8), 795-803.

Wilkinson, B. J., Marshall, R. M., Curtwright, B. (2008). Impact of Tourette's Disorder on Parent Reported Stress. *Journal of Child and Family Studies*, 17, 582-598.

Woods, D. W., (2002). The Effect of Video-Based Peer Education on the Social Acceptability of Adults with Tourette's Syndrome. *Jounal of Developmental and Physical Disabilities*. 14, 51-62.

Woods, D. W., Himle, M. B., & Osmon, D. C. (2005). Use of the Impact on Family Scale in Children with Tic Disorders: Descriptive Data, Validity, and Tic Severity Impact. *Child and Family Behavior Therapy*, 27, 11-21.

Woods, D. W., & Miltenberger, R. G. (1995). Habit reversal: a review of applications and variations. *Journal of Behavior Therapy and Experimental Psychiatry*, 26(2), 123-31.

Woods, D. W., Murray, L. K., Fuqua, R. W., Seif, T. A., Boyer, L. J., Siah, A. (1999). Comparing the effectiveness of similar and dissimilar competing responses in evaluating the habit reversal treatment for oral-digital habits in children. *Journal of behavior therapy and experimental psychiatry*, 30(4), 289-300.

Woods, D. W., Piacentini, J., Himle, M. B., & Chang, S. (2005). Premonitory Urge for Tics Scale (PUTS) : Initial psychometric results and examination of the premonitory urge phenomenon in youths with tic disorders. *Journal of Developmental & Behavioral Pediatrics*, 26, 397-403.

Woods D. W., Piacentini J. C., Chang S. W., Deckersbach T., Ginsburg, G. S., & Peterson A. L. (2008). *Managing Tourette syndrome: A behavioral intervention for children and adults therapist guide.* New York, Oxford, University Press.

山上敏子・下山晴彦 (2010). 山上敏子の行動療法講義 with 東大・下山研究室. 金剛出版.

山口弘一・加藤政利・大原健士 (1982). バイオフィードバック療法が奏効した成人

眼瞼チックの1症例．臨床精神医学, **11**, 1149-1152.

山中奈緒子・星加明徳 (2005)．トゥレット障害小児83例の臨床的検討．小児の精神と神経, **45**, 331-339.

山根隆宏 (2013)．発達障害児・者を持つ親のストレッサー尺度の作成と信頼性・妥当性の検討．心理学研究, **83**(6), 556-565.

山岡祥子・中村真理 (2008)．高機能広汎性発達障害児・者をもつ親の気づきと障害認識．特殊教育学研究, **46**, 93-101.

山内祐一・鈴木仁一・堀川正敏・真壁道夫・井上千恵子・冨地信弘 (1974)．チック様咳嗽に対する行動療法．精神身体医学, **14**, 152-159.

山崎晃資 (1994)．小児の強迫性障害．日本生物学的精神医学会・中澤恒幸・中嶋照夫（編）．強迫性障害．精神病理学から神経生物学への展開．学会出版センター．pp.87-106.

Yates, A. J. (1958). The application of learning theory to the treatment of tics. *The Journal of Abnormal and Social Psychology*, **56**(2), 175-182.

吉田美和子・眞崎由香・橋本佐由理 (2012)．自閉症スペクトラム障害のある就学前児を持つ母親の不安と心理社会的要因に関する検討．メンタルヘルスの社会学, **18**, 59-66.

吉田沙織・野田香織・梅垣佑介・下山晴彦 (2010)．認知行動療法プログラム—概要及び適用事例の紹介—．東京大学大学院教育学研究科臨床心理学コース紀要, **33**, 56-63.

吉田沙蘭・野中舞子・松田なつみ・野田香織・平林恵美・西村詩織・下山晴彦 (2014)．児童思春期の強迫性障害に対する認知行動療法プログラムの開発．精神科治療学, **29**(6), 805-810.

財満義輝 (2003)．子どものチック症状改善と母親の子どもに対する気持ちの変化過程に関する一考察：チックを主訴に来談した母子の並行面接経過を通して．人間環境学研究, **2**(1), 119-130.

謝　辞

　本書は，東京大学大学院に提出した博士論文をもとに執筆されました。博士論文執筆の過程，本書の出版の過程で，大変多くの方にご助言・ご指導を賜りました。

　まず，指導教官である東京大学大学院教育学研究科教授の下山晴彦先生に感謝を申し上げます。先生には研究計画，論文の構成，研究の実施，実際の執筆など多岐にわたって大変お世話になりました。また，修士課程の頃より論文の御指導をしてくださった東京大学大学院教育学研究科臨床心理学コースの先生方，博士論文の指導委員を務めてくださった同コース元客員教授であり原田メンタルクリニック院長の原田誠一先生，教育心理学コース教授の南風原朝和先生にも感謝を申し上げます。先生方の貴重なご助言の数々を，十分に反映できていないかもしれませんが，今後の研究の発展につなげたいと思います。

　学部生の頃より研究活動の御指導を賜った東京大学大学院医学系研究科准教授の金生由紀子先生，同じ研究チームである河野稔明先生，松田なつみ先生，藤尾未由希先生，信吉真璃奈先生にも感謝を申し上げます。先生方と協力して研究に取り組んだおかげで，博士論文を書き上げることができました。心より御礼申し上げます。

　NPO法人日本トゥレット協会をはじめとした研究協力者の皆様にも感謝を申し上げます。患者様，協会の会員の皆様の協力がなければ本論文は成立いたしません。日々，ご自身の症状に悩みながらも，少しでも多くの人への援助が発展するように，という願いを込めて研究や本書の出版への協力をしてくださった皆様の気持ちに応えられるように，今後も尽力していきたいと思います。

謝辞

　また，本書の出版にあたり，様々なご助言をくださった風間書房の風間敬子様にもこの場を借りて御礼申し上げます。最後に，私をいつも支えてくれる家族にも，この場を借りて感謝の気持ちを伝えます。

　なお，本書で掲載している研究の一部は，平成22年度精神・神経疾患研究開発費「児童思春期強迫性障害（OCD）診断・治療ガイドラインの検証及び拡充に関する研究」，厚生労働科学研究費補助金（障害保健福祉総合研究事業）「トゥレット症候群の治療や支援の実態の把握と普及啓発に関する研究」（H20-障害--一般-006），科学研究費補助金（特別研究員奨励費）による援助を受けて行われました。また，本書の出版は，独立行政法人日本学術振興会平成29年度科学研究費助成事業（科学研究費補助金）（研究成果公開促進費）（JP17HP5202）の助成を受けて行われたものです。

　　平成30年1月

　　　　　　　　　　　　　　　　　　　　　　　　　　　野　中　舞　子

著者略歴

野中舞子（のなか　まいこ）

東京都生まれ
2009年　東京大学教育学部教育心理学コース卒業
2011年　東京大学大学院教育学研究科臨床心理学コース修士課程修了
2015年　東京大学大学院教育学研究科臨床心理学コース博士課程修了
　　　　博士（教育学）
現　在　東京大学大学院教育学研究科附属心理教育相談室　特任助教
専門分野：臨床心理学，発達心理学

主な論文
Preliminary study of behavioral therapy for Tourette Syndrome patients in Japan. Children's Health Care, vol.44（3）, 2015.（共著）
チックへの行動療法の現状と今後の展望．行動療法研究，41巻，1号，2015.
トゥレット症候群の子どもを持つ母親の心理過程：体験理解に基づいた援助を目指して．臨床心理学，12巻，2012.

児童・思春期の強迫スペクトラム障害に関する臨床心理学的研究
── 衝動制御の観点から ──

2018年1月15日　初版第1刷発行

著　者　野　中　舞　子
発行者　風　間　敬　子

発行所　株式会社　風　間　書　房
〒101-0051　東京都千代田区神田神保町1-34
電話 03(3291)5729　FAX 03(3291)5757
振替 00110-5-1853

印刷　藤原印刷　　製本　高地製本所

© 2018　Maiko Nonaka　　　　NDC 分類：140
ISBN978-4-7599-2200-4　　Printed in Japan

JCOPY〈(社)出版者著作権管理機構　委託出版物〉
本書の無断複製は，著作権法上での例外を除き禁じられています．複製される場合はそのつど事前に(社)出版者著作権管理機構（電話 03-3513-6969，FAX 03-3513-6979，e-mail:info@jcopy.or.jp）の許諾を得て下さい．